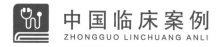

中国临床案例
ZHONGGUO LINCHUANG ANLI

周围性面瘫外科修复病例精解

主编 李世亭 唐寅达 朱 晋

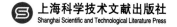

上海科学技术文献出版社
Shanghai Scientific and Technological Literature Press

图书在版编目（CIP）数据

周围性面瘫：外科修复病例精解 / 李世亭，唐寅达，朱晋主编 . -- 上海：上海科学技术文献出版社，2023
（中国临床案例）
ISBN 978-7-5439-8930-6

Ⅰ . ①周… Ⅱ . ①李… ②唐… ③朱… Ⅲ . ①面神经麻痹—病案—分析 Ⅳ . ① R745.1

中国国家版本馆 CIP 数据核字（2023）第 169296 号

策划编辑：张　树
责任编辑：应丽春
封面设计：李　楠

周围性面瘫：外科修复病例精解

ZHOUWEIXING MIANTAN: WAIKE XIUFU BINGLI JINGJIE

主　　编：李世亭　唐寅达　朱　晋
出版发行：上海科学技术文献出版社
地　　址：上海市长乐路 746 号
邮政编码：200040
经　　销：全国新华书店
印　　刷：朗翔印刷（天津）有限公司
开　　本：787mm×1092mm　1/16
印　　张：14.25
版　　次：2023 年 9 月第 1 版　2023 年 9 月第 1 次印刷
书　　号：ISBN 978-7-5439-8930-6
定　　价：188.00 元
http://www.sstlp.com

《周围性面瘫外科修复病例精解》

编委会

主　编

李世亭　上海交通大学医学院附属新华医院
唐寅达　上海交通大学医学院附属新华医院
朱　晋　上海交通大学医学院附属新华医院

副主编

赵　华　上海交通大学医学院附属新华医院
应婷婷　上海交通大学医学院附属新华医院
刘雪松　四川大学华西医院
何景春　上海交通大学医学院附属新华医院

编　委

（按姓氏拼音排序）

陈　正　上海交通大学医学院附属新华医院
蔡小敏　上海交通大学医学院附属新华医院
李　越　上海交通大学医学院附属新华医院
王好鹏　上海交通大学医学院附属新华医院
朱婉春　上海交通大学医学院附属新华医院
张天洋　上海交通大学医学院附属新华医院

主编简介

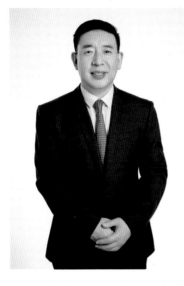

李世亭，男，1968年生，主任医师，博士研究生导师，上海交通大学二级教授。现任上海交通大学医学院附属新华医院神经外科主任，上海交通大学颅神经疾病诊治中心主任，中央干保专家，上海市领军人才、上海市医学领军人才、上海市医务工匠、上海市劳动模范、"中国医师奖"获得者、教育部新世纪优秀人才、上海市曙光学者、上海市优秀学科带头人。兼任世界颅神经疾病外科医师联盟主席（WNFCND），上海市神经外科专业委员会副主任委员，上海市功能神经外科专业学组组长，中国医师协会周围神经疾病专业委员会副主任委员，中国医师协会神经损伤与修复学组组长，中华医学会神经外科分会功能神经外科学组副组长，中国神经微侵袭治疗专业委员会副主任委员。*Journal of Clinical Neurosurgery*、*Clinical Journal of Neurosurgery*、《中华神经外科杂志》《中华神经外科疾病研究杂志》等杂志编委。

长期从事颅神经疾病的微创治疗：①建立系统性颅神经疾病解决方案，开展多项手术技术革新与应用。采用经小脑裂入路治疗三叉神经痛，使损伤岩静脉的概率从30%降到5%，手术并发症由12%降至2%；应用五区减压技术治疗三叉神经痛和面肌痉挛，治愈率超过95%；采用茎乳孔区面神经松解术治疗痉挛性面瘫后遗症，有效率超过80%；采用舌下神经与颈神经联合移植治疗完全性面瘫，大幅降低舌肌萎缩程度；采用联合三叉神经及面神经梳理术治疗眼睑痉挛及梅杰综合征，开启了梅杰综合征外科治疗先河，手术疗效达到80%。应用MVD治疗外展神经麻痹及上睑下垂，获得了满意的疗效；②突破电生理监测核心技术，全面提升术中实时监测能力。发现ZLR波的存在，建立ZLR波监测技术，成为术中唯一客观定位责任血管的技术；建立双重AMR监测技术，解决了术中AMR稳定性低的难题，提升了监测敏感性与可靠性；③探索发现交感神经在颅神经综合征发生中的关键作用，提出了"交感神经桥接学说",成为颅神经综合征发病机制三大主流学说之一。牵头制定 5 项疾病诊疗的中国专家共识。

公开发表学术论文 260 余篇,其中 SCI 收录 130 余篇,主编专著 7 部,参编专著 16 部。曾荣获上海市科技进步二等奖(两项)、教育部科技进步二等奖、华夏科技进步奖二等奖、卫生部科技进步三等奖、上海市临床医疗成果二等奖、上海市医学科技三等奖(两项)、上海市生命科学奖、上海市医学银蛇奖等。

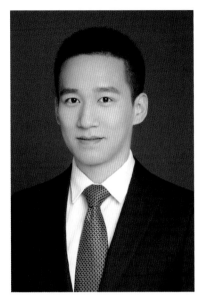

唐寅达，男，1986 年生，医学博士，毕业于上海交通大学医学院，就职于上海交通大学医学院附属新华医院神经外科。兼任中国医师协会周围神经疾病专业委员会委员，中国解剖学会神经外科解剖学分会委员，中国医药教育协会神经外科专业委员会委员。

主要从事颅神经疾病、颅底肿瘤的诊疗工作，擅长 MVD 手术治疗面肌痉挛、三叉神经痛及颅神经外科修复。长期致力于颅脑解剖研究与教学工作，《Rhoton Collection 解剖视频系列》、《Ribas 解剖视频系列》和《Ugo Fisch 教授 3D 侧颅底解剖教程》的中英双语字幕听译者，"neuroDADA 的神外笔记"公众号作者。

公开发表学术论文 21 篇，其中 SCI 收录 17 篇，主译专著 1 部，参编专著 12 部。曾荣获上海市科技进步二等奖。

主编简介

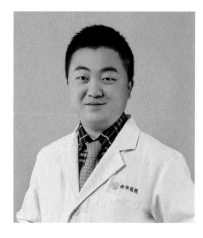

　　朱晋，男，1983 年生，医学博士，副主任医师，上海交通大学医学院附属新华医院第二十一届团委书记，神经外科党支部副书记、科主任助理，云南省盐津县人民医院党委副书记、院长（挂职）。兼任中国医师协会周围神经疾病专业委员会神经损伤与修复学组委员、秘书，中国研究型医院学会神经微侵袭治疗专业委员会委员，上海市医学会神经外科专科分会青年委员会委员，上海市医学会神经外科专科分会功能神经外科学组秘书，《中国耳鼻咽喉颅底外科杂志》等杂志编委，国家自然科学基金一审专家。

　　长期从事颅神经疾病的临床诊治工作和神经修复方面的基础研究，公开发表学术论文 30 余篇，其中 SCI 收录 20 余篇，参与编写并出版颅神经疾病专著 4 本。以第一责任人承担并完成国家自然科学基金项目 1 项，以第一责任人承担上海交通大学"医工交叉项目"面上项目 1 项，参加国家自然科学基金面上项目 5 项、上海市科委引导类重点项目 1 项和上海交通大学"医工交叉项目"重点项目 1 项。曾荣获"上海市优秀学科带头人"计划培养、"上海市科学技术进步奖"二等奖、2021 年度"华夏医学科技奖"二等奖等。

前　言

　　面瘫，又称面神经麻痹，是一种临床上十分常见的颅神经疾病，我国每年有大约 60 万以上的新发面瘫患者，由于治愈率很低，人群患病率非常高，据统计我国有超过 3000 万的面瘫患者。导致面瘫的原因有很多，以外伤、炎症、病理性及医源性面瘫最为常见。面瘫的分类有很多种，首先可以按照面神经损伤的部位将面瘫分为中枢性面瘫及周围性面瘫；其次可以根据导致面瘫的病因不同，将面瘫分为外伤性面瘫、感染性面瘫、病理性面瘫、医源性面瘫、中毒性面瘫等；根据面瘫的严重程度又可以将面瘫分为轻度面瘫（HB Ⅰ～Ⅱ级）、中度面瘫（HB Ⅲ～Ⅳ级）、重度面瘫（HB Ⅴ～Ⅵ级）；根据面瘫发生的时间可将面瘫分为急性面瘫（2 周之内）、亚急性面瘫（3～12 周）、恢复期面瘫（4～12 个月）、晚期面瘫（1 年以上）。面瘫的常规诊断并不难，但是一个全面正确的面瘫诊断并不容易，临床上误诊误治的患者也很常见。这就需要详细的病史询问、全面的体格检查、多项电生理学技术评估以及影像学辅助扫描，电生理学评估主要明确面瘫的程度，影像学检查主要明确面瘫的病因，尤其是薄层 CT 及 MRI 检查更加有助于发现体积较小的病灶，能够降低误诊的风险。面瘫的治疗涉及神经外科、神经内科、康复科、五官科、口腔科、针灸科、中医科等很多学科，治疗方法五花八门，治疗理念莫衷一是，迄今仍然缺乏由卫生行政部门牵头制定的诊疗规范，各家医疗机构及专科门诊只是根据自己熟悉的技术来进行诊疗，限制了诊疗技术的快速发展，降低了面瘫总体上的治疗效果，浪费了大量的医疗资源，成为迫切需要解决的医疗难题，也对医疗管理部门提出了挑战。

　　面瘫诊治中常见误区主要表现在以下 6 个方面：①对面瘫的危害认识不足，当面瘫发生后由于工作繁忙或者其他重要的工作，没有及时去接受医治，致使自己错失了最佳的治疗时机，这种情况多见于担任重要工作或者身居重要位置的人员；②错误地认为面瘫就是感冒，由于很多患者是在感冒之后发生的面瘫，所以错误地将面瘫的症状认为是感冒加重的表现，错误地认为只要治好感冒就会好的，致使自已错失了最佳的治疗时机；③认为面瘫是不治之症，有些患者当面瘫发生后错误地认为是自家的风水不好，或者认为是由于自己做了什么坏事所致，自己会去烧香拜神求佛，这些错误的做法不仅于事无补，还会造成一定的经济损失；④乱诊乱治，当面瘫发生后随便找一家私人小店接受诊治，甚至会接受一些家传秘方的治疗，而且经过长时期无效治疗后患者会对治疗丧失信心，很多患者到后来干脆就不去治了；⑤长期就诊，但始终都不知道面瘫的原因，这种情况在临床上非常常见，很多患者发生面瘫之后也会积极去接受治疗，但是根本不想自己为什么会患上面瘫，所以也没有接受进一步的检查，其实很多时候治疗方法并不正确，自然治疗也没有什么好的结果，等到很多年过去了，经过正规检查才发现原来自己的面瘫是由于颅内的肿瘤所致，过去长期的治疗根本就不正确，而且面瘫的最佳治疗时期也已经错失，后悔不已；⑥惧怕手术、错失治疗时机。临床上也有很多患者错误地认为面瘫通过保守治疗都能治好，根本不需要什么手术治疗。其实不然，因为导致面瘫的原因有很多，像颅内听神经瘤、胆脂瘤、脑膜瘤等都必须手术治疗，而且面瘫的严重程度不同治疗方法也不一样，比如面神经炎后的轻度面瘫可以选择保守治疗，但是如果是Ⅵ级面瘫，则需要急诊减压手术辅助治疗，再比如面瘫后遗症一旦形成，保守治疗根本就没有任何治疗作用，只能选择手术治疗了。因此，所有面瘫的患者都应该到正规的医疗机构进行科学详细的检查与评估，明确面瘫的真正原因，并按照医生的建议选择最佳的治疗方案。

让人欣喜的是，目前面瘫的诊疗技术已经有了显著的提升，治疗效果也有了明显的改善，围绕面瘫诊治的多个专家共识已经发表，面瘫诊治技术培训班也在蓬勃开展。比如 EMG、ENoG、AMR、F 波、插入电位等电生理学检查技术已经在临床广泛开展，面瘫发生后的全脑 MRI、岩骨薄层 CT 扫描、以内听道为中心的薄层MRI 扫描也成为临床常规，针对面瘫患者的全面查体、House-Brackmann 分级评估、FNGS 2.0 评估体系（Facial Nerve Grading System）已经从静态动态及后遗症等多角度进行系统检查，这些技术的联合应用提升了面瘫诊断的正确率。当然，面瘫的治疗技术也有了显著进步，比如应用舌下神经与 C1 神经联合移植代替原来的舌下神经或者副神经单一移植技术，术后供体神经的功能得到有效保留，提升了面瘫患者总体的生活质量；应用茎乳孔区面神经松解术治疗痉挛性面瘫后遗症开创了该疾病外科治疗的先河，在一定程度上能够缓解面瘫后遗症的大部分症状；采用4针缝合技术固定颞肌瓣于鼻唇沟，术后鼻唇沟的外观及患者感受度有了明显改善；神经鞘管在面瘫患者周围支减压中的广泛应用降低了局部粘连发生的风险，有助于功能的快速修复；神经桥接技术与旁路技术也为一些复杂面瘫患者带来了希望。因此，及时总结各类面瘫患者诊治中的经验与教训，并能在全行业内推广应用就显得势在必行，具有迫切的社会需求与现实意义，这也是撰写这本案例集的出发点与落脚点，希望这本书的出版能够进一步激发大家对面瘫患者的重视与关注。

本书共计21章，内容涉及面瘫诊治的各个方面，主要通过临床真实病例的详细介绍及专家点评来展示不同类型面瘫患者的处理原则与技巧，展示各类先进治疗技术的实际应用。本书的内容总体上可以分为两大类：总论与各论。总论部分（第一章到第五章）主要介绍面瘫患者的系统评估、电生理学评估、手术时机选择与功能修复技术的发展过程。各论部分重点介绍不同类型面瘫的处理技巧，包括舌下神经移植技术、咬肌神经移植技术、耳大神经桥接修复技术、舌下神经与颈神经联合移植技术、神经旁路手术技术、颞肌转移修复技术、面神经鞘瘤等颅底肿瘤继发面瘫的处理技术、面瘫合并面瘫后遗症的处理技术等。内容十分丰富，尤其是采用大量的手术彩图、患者面瘫评估的原始图片及专家点评，进一步提高了本书的可读性与参考价值，希望能让广大读者受益。

目前虽然已经完稿，参与编写的所有作者都尽可能采用通俗易懂的语言进行表述，以方便大家的查阅，但是需要指出的是这本书只是列举了我们诊疗过的部分病例，既不能代表所有面瘫患者，也不能代表所有面瘫的诊治技术，专家点评也只代表一家之言，有不当之处还请大家多多包涵。最后，让我们一起向所有接受我们治疗并在本书中为我们助力的患者表示感谢！

李世亭

2023年6月16日于上海

目 录

第一章

面瘫的临床评估

面神经麻痹，俗称"面瘫"，是一类常见的颅神经疾患，面神经全程任何结构受损都可能导致面神经麻痹的发生。根据神经受损部位的不同，面神经麻痹可分为中枢性面神经麻痹（中枢性面瘫，核上瘫）和周围性面神经麻痹（周围性面瘫，核下瘫）。中枢性面瘫指大脑皮层中枢至面神经核之间的上位神经元存在病损而引起的面瘫，由于上部面肌（额肌、眼轮匝肌）同时接受来自双侧皮质脑干束的支配，因此功能不受损伤，仅表现为对侧眼裂以下的颜面表情肌肉瘫痪；而周围性面瘫系指面神经核及以下，如面神经管、中耳、腮腺部面神经纤维受损引起的面瘫，受损处神经影响该侧全部面部肌肉，故典型临床表现为患侧全部表情肌瘫痪，患者可表现为静息时患侧额纹消失、鼻唇沟变浅、嘴角向健侧偏斜；运动时患侧无法抬眉、眼睑闭合不能、鼓腮漏气。面瘫使患者容貌发生改变、社会适应能力下降，生活质量和身心健康严重受损。

面神经麻痹病因多种多样，如特发性（Bell 麻痹）、外伤、肿瘤、感染、先天性和医源性（通常由桥小脑角区手术所致的面神经损伤）等。其中，特发性周围性面神经麻痹即 Bell 麻痹患者占所有面神经麻痹患者的一半，年发病率为 13 ~ 34 例/10 万人。更严重的是，经过药物、物理等保守治疗后仍有约 16% 患者最终遗留中度至重度面瘫。此外，医源性损伤也是导致重度面瘫的常见原因，听神经瘤术后重度面瘫发生率可高达 12%。重度面瘫不仅严重损害患者的闭眼、鼓腮、进食、言语以及表情等生理功能，而且常常伴随抑郁、焦虑等心理情绪异常，导致患者社会适应能力下降，生活质量和身心健康严重受损。

随着现代医学的发展，人类对于面神经解剖、功能的认识逐步加深，许多治疗方式也在逐步改进与完善。而面瘫的临床评估是为患者制订诊疗计划、完善诊疗方案、评价功能恢复的重要指标。

一、详细的病史询问和体格检查

询问病史时，应重点了解面瘫的发病过程（有无前期症状、有无精神紧张、应激或是受凉等诱因、是否多次发生面瘫、有无面瘫家族史等），就诊前的治疗经过（有无服用药物、针灸、膏药等）。详细的体格检查应包括面部的静态观察（面部是否对称、面部有无挛缩、患侧额纹是否存在、眉毛是否下垂、眼裂有无增大/缩小、鼻唇沟有无加深/变浅、口角有无下垂/上抬等）、有无贝尔征、鼓腮是否漏气、味觉是否正常、有无听力减退/听觉过敏、有无面部麻木疼痛、有无乳突部疼痛、有无面部及耳周感觉减退、有无疱疹以及联带运动的检查等。

二、影像学检查

所有患者均应完善头颅增强磁共振、颞骨高分辨率CT，明确患者面瘫有无继发性因素（图1-1、图1-2）。

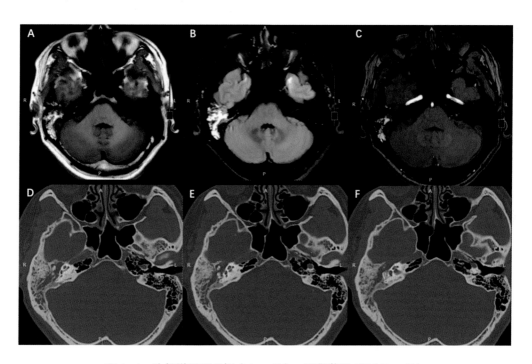

图1-1　头颅增强磁共振（A～C）、颞骨薄层CT（D～F）

注：继发性面瘫一例：患者（ZT，男，27岁）面瘫病程13年，头颅增强磁共振及颞骨高分辨率CT示右侧岩骨占位、乳突炎症。

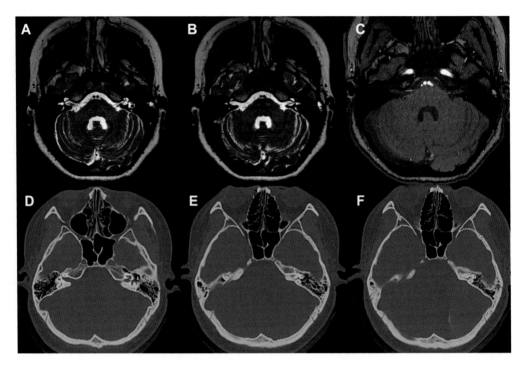

图 1-2　头颅增强磁共振（A ~ C）、颞骨薄层 CT（D ~ F）

　　注：外伤性面瘫一例：患者（ZT，女，19 岁）面瘫病程 3 个月，头颅增强磁共振及颞骨高分辨率 CT 示左侧颞骨骨折。

三、量表评估

　　临床量表是评估面瘫患者的常用工具，包括医师评估量表和患者自评量表两种类型，借助量表评估不仅能准确客观地评估面瘫后遗症的严重程度以及对患者造成的影响。医师评估量表主要包括 House-Brackmann 分级法（House-Brackmann Grading System，HBGS）、面神经分级 2.0 版（Facial Nerve Grading System 2.0，FNGS 2.0）、Sunnybrook 面神经评分系统（Sunnybrook facial grading system）和 Sydney 面神经评分系统（Sydney facial grading system）等。HBGS 将患者的面瘫程度划分为 6 个等级，即 Ⅰ ~ Ⅵ级，涉及面神经静态、动态功能和继发性损害的评估，临床应用比较方便，但是此方法存在不能反映局部细节变化以及同一级别内差异性大的缺点，对痉挛性面瘫后遗症的描述非常含糊。FNGS 2.0 是在 HBGS 基础上的改进升级，同样采用 6 级分类法，但划分为面瘫及面瘫后遗症两部分内容。第一部分评估眉、眼、鼻唇沟、口角这四个区域的面部静态与动态情况；第二部分评估面瘫后遗症（联带运动与面部挛缩）的严重程度。根据两部分的分值总和相应转换为HBGS 的 I ～ VI级。该量表的临床应用已被证实具有良好的重复性和一致性，与评估者的经验无关（表 1-1）。

Sunnybrook 面神经评分系统于 1996 年颁布，不仅评估患者静息状态的面部外观，包括眼裂大小、鼻唇沟和口角的形态，也基于五种标准的面部表情动作（抬额头、轻轻闭眼、张嘴微笑、耸鼻、唇吸吮）进行动态面部功能评估。同时，该量表还对患者开展联带运动及其严重程度的专业评估。Sunnybrook 面神经评分系统提供了详细且可量化的联带运动评价，是当前联带运动相关研究中最常用的专业量表。其量表评分包括静态得分、随意运动得分、联带运动得分和总分。静态评分高表明面部静态外观对称性差。随意运动得分越接近 100 分代表面神经功能越趋近于正常。联带运动得分与其症状严重程度呈正比，得分越高，联动症状越严重。总分等于随意运动得分减去静态得分再减去联带运动得分。总分越低提示患者面神经功能愈差。Sunnybrook 面神经评分系统的中文编译版已被学者证实具有较高的内部一致性和可重复性，推荐中国医生使用（表 1-2）。

表1-1 面神经分级2.0版（FNGS 2.0）

分值	眉	眼	鼻唇沟	口
1	正常	正常	正常	正常
2	轻度减弱，＞正常运动的 75%	轻度减弱，＞正常运动的轻微用力可闭眼	轻度减弱，＞正常运动的 75%	轻度减弱，＞正常运动的 75%
3	明显减弱，＞正常运动的 50%；静态时对称	＞正常运动的 50%；最大用力可闭眼	＞正常运动的 50%；静态时对称	＞正常运动的 50%；静态时对称
4	静态时不对称；＜正常运动的 50%；闭眼不全	静态时不对称＜正常运动的 50%	静态时不对称＜正常运动的 50%	
5	轻微运动	轻微运动	轻微运动	轻微运动
6	无运动	无运动	无运动	无运动

续表

分值	眉	眼	鼻唇沟	口

并发症（总体评价）

分值	运动程度
0	无
1	轻微的联带运动；极少的挛缩
2	明显的联带运动；轻 – 中度的挛缩
3	损毁面容的联带运动；重度挛缩

报告：区域和并发症的总和

分级	总分
I	4
II	5 ～ 9
III	10 ～ 14
IV	15 ～ 19
V	20 ～ 23
VI	24

表1-2　Sunnybrook面神经评分系统

静态时患侧与健侧比较	每项评分只能选择 1 种	评分
眼（眼睑）	缩窄	1
	增宽	1
做过眼睑整形手术	是	1
	正常	0
	消失	2
颊（鼻唇沟）	不明显	1
	过于明显	1
	正常	0
口	口角下垂	1
	口角上提	1

静态得分＝总分 ×5

与健侧相比随意运动的对称性

续表

标准表情	无运动（完全不对称）	轻度运动	有运动但有错乱的表情	运动接近对称	运动完全对称
抬额头	1	2	3	4	5
轻轻闭眼	1	2	3	4	5
张嘴微笑	1	2	3	4	5
耸鼻	1	2	3	4	5
唇吸吮	1	2	3	4	5

随意运动得分＝总分 ×4

联动分级

标准表情	没有联动	轻度联动	有明显联动但无毁容	严重毁容性联动
抬额头	0	1	2	3
轻轻闭眼	0	1	2	3
张嘴微笑	0	1	2	3
耸鼻	0	1	2	3
唇吸吮	0	1	2	3

联动得分＝总分

最后得分＝随意运动得分－静态得分－联动得分；最后得分为 0 ~ 100 分，分值越高，表明面神经功能越良好。

Sydney 面神经评分系统基于面神经的颞支（T）、颧支（Z）、颊支（B）、下颌缘支（M）和颈支（C）等五大解剖分支，开展相关区域的动态面部评估，但缺乏静态面部评估。该量表将联带运动依据严重程度简化为 0 ~ 3 分，虽涉及联带运动的评估，但内容太过宽泛，造成其临床应用受限。同时，随着医学科学技术的发展，一些结合计算机技术应用的现代化量表相继推出，如面部分析计算机评价系统（Facial Analysis Computerized Evaluation，FACE）、Peak 系统（Peak Motus Motion Measurement System）和自动化面部图像分析系统（Automated Facial Image Analysis system，AFA）等，但目前由于设备、软件和技术等多种原因难以推广。

患者自评量表是患者依据自身感受如实填写的一类量表，主要包括联带运动评估问卷（synkinesis assessment questionnaire，SAQ）、面部残疾指数调查问卷（facial disability index，FDI）和临床面部评价量表（facial clinimetric evaluation scale，

FaCE）等，该类量表有助于临床医师了解患者主观的躯体功能和社会心理功能状态。其中 FDI 是常用的一种自评量表，它由躯体功能和社会生活功能两个分量表构成。其中躯体功能量表包含"饮食""喝水""言语""溢泪或干眼"以及"刷牙或漱口"等 5 个子项目；社会生活功能量表由"内心平静""自我隔绝""发脾气""睡眠障碍"以及"社交减少"等 5 个子项目组成。分量表得分越低，表明患者躯体和（或）社会生活功能障碍越严重。分量表中若某项目评分越低，代表相应功能损害越严重。FDI 的中文版早在 1997 年便由中国学者发表，并已证实 FDI 在评价面瘫患者功能障碍方面具有良好的信度和效度（表 1-3）。

表1-3　FDI

请根据您最近一个月内的感受，每个问题选择最合适的回答。						
躯体功能			**评分**			
1、您在吃东西时，嘴里含住食物、移动食物、将食物固定于一侧颊内的困难程度？通常情况下：	5	4	3	2	1	0
2、您用杯子喝水时的困难程度？通常情况下：	5	4	3	2	1	0
3、您在讲话时进行特殊发音的困难程度？通常情况下：	5	4	3	2	1	0
4、您有一侧眼睛流泪过多或发干的问题及其程度？通常情况下：	5	4	3	2	1	0
5、您刷牙或漱口的困难程度？通常情况下：	5	4	3	2	1	0
躯体功能得分=（5 项总分-N）÷N×25，N 为实际回答的项目数						

注：5 分：没有困难；4 分：稍有困难；3 分：有些困难；2 分：非常困难；1 分：通常不进行此项目是因为健康原因；0 分：通常不进行此项目是因为其他原因。

社会生活功能			**评分**			
6、您感到内心平静的时间长短？	6	5	4	3	2	1

续表

7、您将自己与周围人隔绝的时间长短？	6	5	4	3	2	1
8、您对周围人发脾气的时间长短？	6	5	4	3	2	1
9、您早醒或夜间睡眠中多次醒来的频繁程度？	6	5	4	3	2	1
10、您因面部功能问题而放弃外出吃饭、逛商店、参加家庭或社会活动的次数？	6	5	4	3	2	1

社会生活功能得分=（5 项总分-N）÷N×20，N 为实际回答的项目数

注：对于第 6 项：6 分：所有时间；5 分：大部分时间；4 分：相当一部分时间；3 分：有时；2 分：少许时间；1 分：没有。

对于第 7-10 项：6 分：没有；5 分：少许时间；4 分：有时；3 分：相当一部分时间；2 分：大部分时间；1 分：所有时间。

四、神经电生理检查

1. 肌电图（EMG）　该项检查是用插入肌肉内的电极来记录面神经和面肌的电活动的检查手段，一般而言医师主要观察三种状态下的肌电信号变化：①当针电极插入肌肉时；②肌肉完全放松时；③主动收缩时。

正常肌肉在针电极插入时，可引起一串短暂的电位发放，称为插入电位，持续时间在 3 秒以内。随后，由于肌肉静止，肌电图记录呈一直线。此时，如患者主动收缩肌肉，可记录到运动单位电位。

方法：将同心针电极分别扎入额肌、眼轮匝肌、颧大小肌、口轮匝肌、降口角肌、颏肌内（图 1-3A），观察插入电位及静息电位；嘱患者主动收缩肌肉，观察运动单位电位。若患者静息状态纤颤电位消失或肌肉收缩时无法引出多相反应电位，则剔除。纤颤电位和多相反应电位如图 1-3B、C 所示。

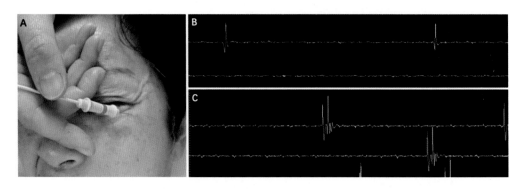

图 1-3　肌电图检测方法及纤颤电位、多相反应电位示例

2．神经电图（electroneurography，ENoG）　ENoG 检查可以定量确定面神经的变性程度，有助于预测面瘫患者的预后以及出现面瘫后遗症的概率。神经电图检查一般在急性面瘫发生后 2 周左右进行测定，ENoG 值越低，表明面神经损伤越严重。患者出现面瘫后遗症的可能性越大。

方法：腕部连接接地电极，将表面电极刺激器（图 1-4A），置于耳屏前方面神经总干处。皮肤表面记录电极分别置于额肌（颞支）、颧肌（颧支）、口轮匝肌（颊支）、下唇方肌（下颌缘支）处。告知患者有不适感请忍耐，随后，操作者手持刺激器，由零开始，以小到大，以 0.2ms 时程的方波进行脉冲刺激，1 次 / 秒，逐渐增强电流达到超强刺激（获得引起最大肌肉动作电位的电刺激强度后，在此值基础上再增加 20% ～ 30%），可得到正负双相的肌肉动作电位。分别测量分别测定颞支、颧支、颊支、下颌缘支复合动作电位（compound action potential，CAP）的潜伏期、波幅，并计算 ENoG 值。

潜伏期：从刺激开始至动作电位起始点之间的时间差。

波幅：动作电位正负双相两峰间的差值。

ENoG 值＝ 1 －（患侧振幅 / 健侧振幅）×100%

3．F 波　该波是少数脊髓前角（或脑干运动神经核）运动神经元在受到逆行冲动的刺激后产生兴奋并再次沿着运动轴突顺行传导至肌肉而引出的小电位，运动神经单位的生理完整性是 F 波出现的基础，一旦神经的某一段因病变传导减慢，F 波的潜伏期即会延长，在神经严重变性或被切断时，F 波就不能被引出，所以常用 F 波来评价面神经纤维包括近段在内全程的功能状态（图 1-5）。

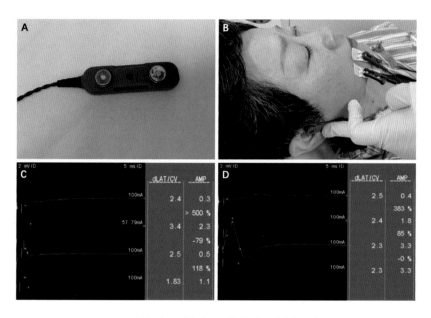

图 1-4　面神经电图监测和面瘫患者双侧神经电图对比

方法：先测定健侧再测定患侧。置于耳屏前方面神经总干处。皮肤表面记录电极分别置于额肌（颞支）、颧肌（颧支）、口轮匝肌（颊支）、下唇方肌（下颌缘支）处。选用时程 0.2ms 的方波连续刺激 10 次，频率 1Hz，逐步加大刺激电流至超强刺激后进行记录，滤波范围 100 ~ 3000Hz。当某一波形清晰离开基线且高度 > 40μV 时，我们认为该波为 F 波。分别测量引出的所有 F 波的潜伏期，找出潜伏期最小值、最大值，并计算平均潜伏期、F 波出现率。

F 波出现率＝ F 波数量 / 刺激数 ×100%

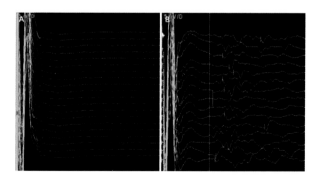

图 1-5　面瘫患者患侧和正常侧 F 波一例

注：A. 患侧；B. 正常侧。

4. 瞬目反射（blink reflex，BR）（图 1-6）　BR 是眼轮匝肌的反射性收缩活动，属于诸多脑干反射中的一种，反射弧由三叉神经的第一分支（眶上神经）传入，经脑干整合，由面神经的运动分支传出。其结果反映三叉神经与面神经在脑桥和延髓部交界处的神经通路情况。根据检查结果可以确定病损在周围还是中枢，是在面神经还是三叉神经。

方法：记录电极选取表面电极，置于双侧眼轮匝肌下方中点处，记录电极外侧对称放置参考电极。于前额中央置地线，识别眶上切迹，与眶上孔处放置刺激器。分别以时程 0.2ms 的方波刺激双侧眶上神经，并逐渐增加刺激强度。于同侧记录 R1 和 R2 波，对侧记录 R2' 波。

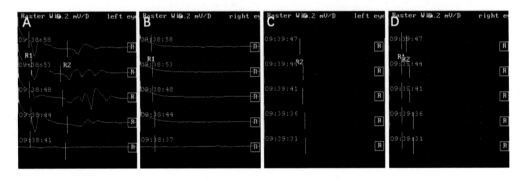

图 1-6　右侧面瘫患者瞬目反射一例

注：A. 刺激左侧，左侧记录；B. 刺激左侧，右侧记录；C. 刺激右侧，左侧记录；D. 刺激右侧，右侧记录。该患者图 A 可见 R1、R2；图 B R2' 消失，图 C 可见 R2'，图 D R2' 消失）。

（朱婉春　上海交通大学医学院附属新华医院）

（李世亭　上海交通大学医学院附属新华医院）

参考文献

[1]Rubin LR.The anatomy of a smile：its importance in the treatment of facial paralysis[J].Plast Reconstr Surg，1974，53（4）：384-387.

[2]Douglas RS，Gausas RE.A systematic comprehensive approach to management of irreversible facial paralysis[J].Facial Plast Surg，2003，19（1）：107-112.

[3]May M，Klein SR.Differential diagnosis of facial nerve palsy[J].Otolaryngol Clin North Am，1991，24（3）：613-645.

[4]Peitersen E.Natural history of Bell's palsy[J].Acta Otolaryngol Suppl，1992，492：122-124.

[5]Berner JE，Kamalathevan P，Kyriazidis I，et al.Facial synkinesis outcome measures：A systematic review of the available grading systems and a Delphi study to identify the steps towards a consensus[J].J Plast Reconstr Aesthet Surg，2019，72（6）：946-963.

[6]Fattah AY，Gurusinghe AD，Gavilan J，et al.Facial nerve grading instruments：systematic review of the literature and suggestion for uniformity[J].Plast Reconstr Surg，2015，135（2）：569-579.

[7]Coulson SE，Croxson GR，Adams RD，et al.Reliability of the "Sydney" "Sunnybrook" and "House Brackmann" facial grading systems to assess voluntary movement and synkinesis after facial nerve paralysis[J].Otolaryngol Head Neck Surg，2005，132(4)：543-549.

[8]Vrabec JT，Backous DD，Djalilian HR，et al.Facial Nerve Grading System 2.0[J].Otolaryngol Head Neck Surg，2009，140（4）：445-450.

[9]李阳，冯国栋，田旭，等.面神经分级2.0对周围性面神经麻痹的评价研究[J].中华耳科学杂志，2014，12（3）361-365.

[10]Ross BG，Fradet G，Nedzelski JM.Development of a sensitive clinical facial grading system[J].Otolaryngol Head Neck Surg，1996，114（3）：380-386.

[11]Maria CM，Kim J.Individualized management of facial synkinesis based on facial function[J].Acta Otolaryngol，2017，137（9）：1010-1015.

[12]Mehdizadeh OB，Diels J，White WM.Botulinum Toxin in the Treatment of Facial Paralysis[J].Facial Plast Surg Clin North Am，2016，24（1）：11-20.

[13]Husseman J，Mehta RP.Management of synkinesis[J].Facial Plast Surg，2008，

24（2）：242-249.

[14] 张晓杰，姜塱，夏峰，等．中文版 Sunnybrook 面神经评分系统的验证 [J]. 中国神经精神疾病杂志，2016，42（002）：85-90.

[15]VanSwearingen JM，Brach JS.The Facial Disability Index：reliability and validity of a disability assessment instrument for disorders of the facial neuromuscular system[J].Phys Ther，1996，76（12）：1288-1298；discussion 1298-1300.

[16] 陈平雁，范建中．面部神经肌肉系统功能障碍的一种评价手段——面部残疾指数及其信度和效度 [J]. 国外医学．物理医学与康复学分册，1997，17（4）：173-176.

[17]Azuma T，Nakamura K，Takahashi M，et al.Electroneurography in the acute stage of facial palsy as a predictive factor for the development of facial synkinesis sequela[J]. Auris Nasus Larynx，2018，45（4）：728-731.

[18]Fujiwara K，Furuta Y，Yamamoto N，et al.Factors affecting the effect of physical rehabilitation therapy for synkinesis as a sequela to facial nerve palsy[J]. Auris Nasus Larynx，2018，45（4）：732-739.

[19]Mancini P，De Seta D，Prosperini L，et al.Prognostic factors of Bell's palsy：multivariate analysis of electrophysiological findings[J]. Laryngoscope，2014，124（11）：2598-2605.

[20]Morishima N，Yagi R，Shimizu K，et al.Prognostic factors of synkinesis after Bell's palsy and Ramsay Hunt syndrome[J]. Auris Nasus Larynx，2013，40（5）：431-434.

[21]Eekhof JL，Aramideh M，Speelman JD，et al.Blink reflexes and lateral spreading in patients with synkinesia after Bell's palsy and in hemifacial spasm[J]. Eur Neurol，2000，43（3）：141-146.

第二章

面神经功能的电
生理学评估

随着技术的不断成熟，神经电生理检查技术已成为临床最有价值的面神经功能检查方法。神经电生理检查能够在面神经功能损伤的早期进行客观定量评估，有助于患者及时选择最适合的治疗方法，并准确地评估预后。目前，常用的评估面神经功能的神经电生理检查技术包括神经电图（electroneurography，ENoG）、肌电图（electromyography，EMG）和瞬目反射。

一、神经电图

ENoG 是经皮刺激面神经干，记录并分析健、患两侧面肌收缩时诱发的复合肌肉动作电位（compound muscle action potential，CMAP），即 M 波，通过了解患侧面神经纤维变性的数量来判断神经功能损伤的程度。

1. 检查方法　采用双极刺激器，刺激耳垂后下方的茎乳孔处。将记录电极分别置于额肌、眼轮匝肌、口轮匝肌，参考电极置于对侧相同部位。接地电极置于同侧手臂。采用超强刺激，波宽为 0.1 ～ 0.2ms，滤波为 30 ～ 3000Hz。

2. 注意事项　检查前需将面部皮肤清洁干净，否则会出现过大的刺激伪迹。M 波前若存在小的正相波，提示电极位置可能不准确，应适当调整。两侧刺激电极和记录电极摆放的位置一般对称。

3. 观察指标　分别测量健侧和患侧 CMAP 的潜伏期和波幅，并计算 ENoG 值。ENoG ＝ 1 －（患侧波幅 / 健侧波幅）× 100%。

4. 判定标准　健侧与患侧 M 波的运动潜伏期差值 ＞ 0.5ms，M 波的波幅差 ＞ 50%，M 波缺失或运动潜伏期 ＞ 3.8ms，存在上述其中 1 项即可判定为 ENoG 异常（图 2-1）。

5. 临床意义　ENoG 只能反映面神经颅外段的传导情况（即茎乳孔到面部）。若面神经的颞骨段受到损伤（如贝尔麻痹、外伤性面瘫），则华勒变性约 72h 后累及茎乳孔远端的颞骨外段，14d 后神经变性完全。因此，ENoG 在周围性面瘫的早期诊断中异常率较低，ENoG 应于发病 3 ～ 14d 进行。另外，面瘫发病 10 ～ 14d 的 ENoG 波幅下降 ＞ 90% 是 12 个月后发生联带运动的预测因素之一，这类患者更容易发生联带运动。面瘫恢复期，临床功能的恢复早于 ENoG 复合电位的改善；患侧面部可见面肌活动时，ENoG复合电位的波幅可能仍表现为下降100%，这种滞后的现象可持续≥10个月。因此，对于发病4周以上的患者，ENoG仅可作为面神经曾受损伤的参考，其恢复情况需结合EMG检查结果，不能单独以ENoG作为预后和治疗的依据。

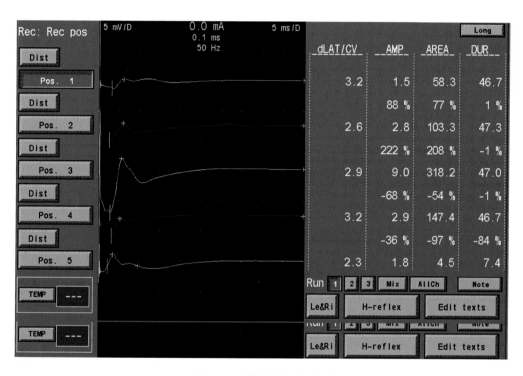

图 2-1　刺激面神经茎乳孔

注：分别在额肌、眼轮匝肌、颊肌、口轮匝肌和降口角肌记录到的CMAP。

二、EMG

面神经运动单位由面神经运动神经元及其支配的所有肌纤维组成，是肌肉随意收缩时的最小功能单位。一个运动神经元单次发放的冲动可以引起其轴突所支配的所有肌纤维同步收缩，所记录到的电位即运动单位电位（motor unit potential, MUP）。

EMG是一种记录肌肉安静和随意收缩状态下神经-肌肉电活动的检查，是检查周围神经系统功能状态的主要手段。根据其测量方式可将其分为针极肌电图

（needle electromyography，nEMG）和表面电极肌电图（surface electromyography，sEMG）。nEMG 通过插入肌肉的针电极记录面肌的电活动；而 sEMG 则通过置于皮肤表面的电极进行记录。sEMG 记录表面电极区域中 MUP 的总和（图 2-2）。

（一）nEMG

1. 检查方法　采用同芯针电极或单极针电极，依次插入额肌、颧肌、眼轮匝肌、口轮匝肌、降口角肌记录。

2. 注意事项　由于面部肌肉体积小、厚度薄，不可垂直进针。nENG 检查后 24h 内可出现血清肌酸激酶水平增高，48h 可恢复正常。存在乙型肝炎、艾滋病等血液传播性疾病的患者应使用一次性针电极。有出血倾向、血友病、血小板计数 < 20×10^9/L 或近期使用抗凝剂为检查禁忌证。

3. 观察指标　对面肌进行 nEMG 检查，观察以下指标：

（1）插入电位：在没有外部刺激的条件下，观察记录针电极插入肌肉时所引起的电位变化。

（2）自发电位：观察肌肉在完全放松时是否有异常的自发电活动。

（3）MUP：观察轻微收缩时 MUP 的形态、时程、波幅、位相发放频率，以及大力收缩时 MUP 的募集类型。

（4）联带运动。

4. 判定标准

（1）插入电位：正常的插入电位评估等级如下：①无活动；②正常活动：持续时间 < 300ms；③插入电位延长：持续时间 > 300ms。

（2）自发电位：病理性自发电位包括纤颤电位、正锐波、复杂重复放电、肌强直电位等。

（3）MUP：主要分析 4 个重要参数：①位相：正常 MUP 为双相或三相，正相峰朝下，负相峰朝上。若多于四相，则为多相电位；②时程：一般持续 5～7ms；时限 > 15ms 为时程延长，< 3ms 为时限缩短；③波幅：一般为 100μV 至 3mV；若波幅 > 5mV，称为巨大电位；④ MUP 募集和发放类型：大力收缩时，正常 MUP 主动募集相为干扰相，异常募集电位包括单纯相和病理干扰相（即峰 - 峰值 < 2mV）。

（4）联带运动：若在远离主动运动部位的面肌上记录到 MUP，则为阳性。如嘱患者闭眼，在口轮匝肌上记录到 MUP；或嘱患者露齿，在额肌或眼轮匝肌同步记录到 MUP。

5. 临床意义　在正常面肌中，将针电极插入肌肉时导致肌纤维去极化而产生的短暂电活动，即为插入电位。面神经损伤早期，由于肌膜周围的电位不稳定，会导致插入电位延长。相反，当肌肉萎缩或肌肉纤维化导致肌纤维数量明显减少时，插入电位减少。

正常面肌放松时不会出现病理性的自发电活动。病理性自发电位多见于失神经支配或肌源性损伤，是面神经变性的标志，一般约在失神经支配 2 周后出现。因此，若在面神经麻痹早期行 nEMG，14d 后应复查。纤颤电位是最常见的病理性自发电位，其特征为低波幅、短时程，由单个肌肉纤维产生。肌肉失神经支配的时间越长，纤颤电位的幅度越低。病理性自发电位预示神经功能可能预后不良。若神经再生，病理性自发电位于神经损伤后 3 ～ 4 周减少并消失。

通过 MUP 的形态、时程、波幅、位相、募集以及发放类型等特征，可以判断面神经病变的性质和病程。时程反映了一个运动单位里不同肌纤维同步化兴奋的程度。波幅的大小与针尖附近少数肌纤维的直径和同步放电有关，受针电极位置的影响，变异较大。位相反映的是同一个运动单位内肌纤维放电的同步性。正常情况下，当肌肉最大收缩时大量 MUP 相互重叠、无法区分，称为干扰相，是正常募集现象。面神经损伤可导致正常运动单位数量减少，在大力收缩时可见单个 MUP，即募集减少或单纯相。面神经轴突受损的数目与 EMG 募集减少直接相关。肌源性损伤时，参与的 MUP 数量增多，但时程短、波幅低，互相重叠，称为病理干扰相。

面神经损伤 2 周内的 EMG 特征与面神经受损程度以及变性的速度相关，该阶段的 EMG 表现多样，缺乏规律。因此，EMG 在面神经损伤 2 ～ 3 周后最有价值。nEMG 无法直接鉴别轴突断伤和神经断伤，但若 EMG 检测到随意 MUP，则证明面神经未完全断裂。nEMG 检测到神经恢复可先于临床体征的改变。神经再生早期，EMG 可见小波幅、长时程的多相再生电位，表明神经再支配，最早可于面神经损伤后 4 ～ 6 周出现。随着神经恢复，自主运动的募集相也会不断增加。陈旧性面神经损伤出现神经再支配时，会形成宽时限、高波幅的 MUAP，即巨大电位。低波幅和短时限电位往往见于肌源性疾病。

面神经麻痹恢复期发生神经再支配,异常的面神经兴奋引起肌肉收缩可出现联带运动。面瘫后遗症与面肌痉挛均可表现为联带运动阳性。如果记录到联带运动,则表明面神经可能存在错位再支配。面瘫后遗症的联带运动主要在面肌自主收缩后出现,而面肌痉挛的联带运动通常伴随或继面部不自主痉挛后出现。

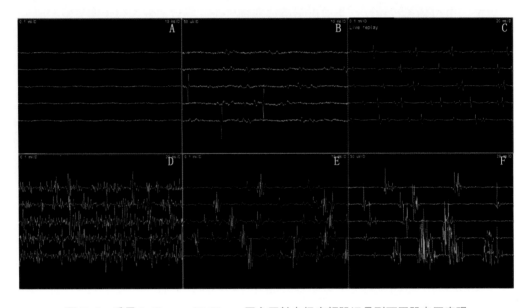

图 2-2　采用 0.45mm × 38.00mm 同心圆针电极在额肌记录到不同肌电图表现

注:A. 无活动;B. 病理性自发电位(纤颤电位);C. 单纯性;D. 正常募集相;E. 多相电位;F. 让患者做鼓腮动作时,额肌记录到的联带运动。

(二)sEMG

sEMG 的原理是将表面电极放置在相应面肌的皮肤表面,记录肌肉活动时的动作电位,常被用于面神经所支配肌肉功能的评价。

1. 检查方法　将表面电极放置在相应面肌的皮肤表面,记录肌肉活动时的动作电位。正负极需与面肌纤维平行,两电极中心的距离约 20mm。记录过程中,受试者根据提示尽力完成抬眉毛、闭眼、露齿、吹口哨等动作,同时检测双侧面肌在放松状态和最大自主收缩状态下的表面肌电信号。每个标准动作均显示一个典型的 sEMG 活动图,然后脱机进行评估。

2．观察指标　包括中位频率、平均功率频率、肌电能量功率谱的均方根值以及平均振幅等。

3．判定标准　上述观察指标的双侧差异 ≤ 20% 时，肌肉处于正常生理状态。

4．临床意义　sEMG 无创、无痛，记录电极数量和同时检测的面肌数量不受限制。因此，sEMG 可描述整个面肌的活动并详细分析面肌间的协调性，客观地反映神经、肌肉的功能状态。但 sEMG 无法准确反映具体运动单位活动，主要运用于康复领域的肌肉功能评价和疲劳判定等，对于急性面神经疾病的诊断和预后评估价值有限。

三、瞬目反射

瞬目反射是通过刺激眶上神经，在双侧眼轮匝肌记录到的一种三叉－面神经反射。瞬目反射是由三叉神经（传入）、脑干（中继）、面神经（传出）共同组成的反射环路，面神经中枢段或周围段近、远端损伤均会表现为异常。

1．检查方法　刺激电极置于一侧眶上切迹，记录电极分别置于双侧眼轮匝肌下方中点处，参考电极置于眼外眦，接地电极置于上肢。刺激强度一般为 10 ～ 20mA，依次刺激左、右两侧的眶上神经，波宽为 0.1ms，刺激频率 1Hz，滤波为 20 ～ 1000Hz。

2．注意事项　嘱受试者放松、轻闭目。检查前用酒精擦拭眼周皮肤，以减小刺激伪迹，使波形基线稳定。三叉神经眶上支在眶上切迹处位置表浅，刺激量不宜过大。

3．观察指标　刺激每一侧眶上神经，均可在同侧的眼轮匝肌记录到两个性质不同的反射成分，即早反射（R1）和晚反射（R2），同时在对侧眼轮匝肌上记录到晚反射（R2′）。R1 的潜伏期通常为 10 ～ 12ms，较恒定且重复性好；R2 或 R2′ 的潜伏期一般为 30 ～ 41ms，通常为多相波，且波形多变。分别记录双侧 R1、R2 及 R2′ 波的出现频率、出波情况及最短潜伏期（图 2-3）。

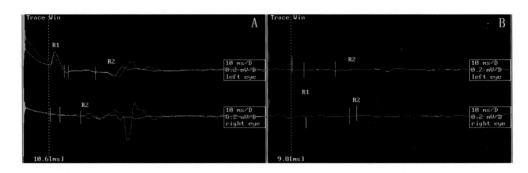

图 2-3 观察指标

注：A. 刺激左侧眶上神经，分别在左侧眼轮匝肌（上）记录到的 R1 和 R2，以及在右侧眼轮匝肌（下）记录到的 R2′。B. 刺激右侧眶上神经，分别在左侧眼轮匝肌（上）记录到的 R2′，以及在右侧眼轮匝肌（下）记录到的 R1 和 R2。

4. 正常参考值　同侧 R1 的潜伏期为（10.0±0.6）ms，R2 的潜伏期为（29.3±1.7）ms，对侧 R2′ 的潜伏期为（29.2±1.8）ms。通常，Rl 的潜伏期 < 11.8ms，R2 的潜伏期 < 34.4ms，对侧 R2′ 的潜伏期 < 34.6ms；两侧 R1 潜伏期的差值 < 1.2ms，两侧 R2 潜伏期的差值 < 5ms。

5. 临床意义　Rl 被认为是一种少突触反射，其反射途径为三叉神经第 1 支—同侧三叉神经感觉主核—同侧面神经核—同侧面神经—产生 R1。其环路完全在脑桥范围内，故潜伏期的变动较小，从而对面神经损伤比较敏感。R2 及 R2′ 是一种多突触反射，其环路位于脑桥和延髓。具体反射途径尚不明确，由于 R2 或 R2′ 受中间神经元和突触之间延迟等多种因素的影响，潜伏期的差异较大。

在三叉神经和脑干功能正常的情况下，瞬目反射可以了解面神经全程的功能。当一侧面神经损伤，瞬目反射表现为传出型异常，即：无论刺激患侧或健侧，患侧 R1、R2 和 R2′ 均表现为潜伏期延长或消失。因此，瞬目反射可以了解面神经全程状态，且 R1 比 R2 更为直接、可靠。面瘫后 7～10d，若瞬目反射可诱发 R1，通常提示预后良好；面瘫 3 周内，瞬目反射的 R1 和 R2 缺如通常提示预后不良。将瞬目反射与 ENoG 相结合，观察 R1 与 M 波潜伏期的比值，可以鉴别面神经近端或远端的损伤。R1 的潜伏期是刺激经三叉神经传入脑干突触后再由面神经传出的全程时间，M 波的潜伏期为面神经颞骨外段的传导时间，因此 R1 与 M 波潜伏期的比值增大提示面神经近端损伤，反之提示面神经远端损伤。

（应婷婷　上海交通大学医学院附属新华医院）

（李世亭　上海交通大学医学院附属新华医院）

参考文献

[1] 高志强 . 面神经功能评估方法的发展 [J]. 中华耳科学杂志，2019，17（4）：446-451．DOI：10.3969/j.issn.1672-2922.2019.04.001．

[2] 中华医学会神经病学分会，中华医学会神经病学分会神经肌肉病学组，中华医学会神经病学分会肌电图与临床神经电生理学组 . 中国特发性面神经麻痹诊治指南 [J]. 中华神经科杂志，2016，2：84-86．DOI：10.3760/cma.j.issn.1006-7876.2016.02.002．

[3] 汤晓芙 . 神经病学 2. 神经系统临床电生理学（下）（肌电图学及其他）[M].北京：人民军医出版社，2002：104．

[4]Guntinas-Lichius O，Volk GF，Olsen KD，et al.Facial nerve electrodiagnostics for patients with facial palsy：a clinical practice guideline[J].European archives of oto-rhino-laryngology，2020，277（7）：1855-1874．DOI：10.1007/s00405-020-05949-1．

[5] 迟放鲁 . 面神经疾病 [M]. 上海：上海科学技术出版社，2007：186．

[6]Raslan A，Guntinas-Lichius O，Volk GF.Altered facial muscle innervation pattern in patients with postparetic facial synkinesis[J].The Laryngoscope，2020，130（5）：E320-E6．DOI：10.1002/lary.28149．

[7]Azuma T，Nakamura K，Takahashi M，et al.Electroneurography in the acute stage of facial palsy as a predictive factor for the development of facial synkinesis sequela[J].Auris Nasus Larynx，2018，45（4）：728-731．DOI：10.1016/j.anl.2017.09.016．

[8]Nakano H，Haginomori SI，Wada SI，et al.Electroneurography value as an

indicator of high risk for the development of moderate-to-severe synkinesis after Bell's palsy and Ramsay Hunt syndrome[J].Acta Otolaryngol，2019，139（9）：823-827. DOI：10.1080/00016489.2019.1633474.

[9] 党静霞 . 肌电图诊断与临床应用 [M]. 北京：人民卫生出版社，2013：116.

[10] 李建华，王健 . 表面肌电图诊断技术临床应用 [M]. 杭州：浙江大学出版社，2015：72-80.

[11] 卢祖能，曾庆杏，李承晏，等 . 实用肌电图学 [M]. 北京：人民卫生出版社，2000：339-340.

[12] 崔丽英 . 简明肌电图学手册 [M]. 北京：科学出版社，2006：161-163.

[13]Ozgur A，Semai B，Hidir UU，et al.Which electrophysiological measure is appropriate in predicting prognosis of facial paralysis ？ [J]Clin Neurol Neurosurg，2010，Dec；112（10）：844-848. DOI：10.1016/j.clineuro.2010.07.001.

[14] 中华医学会神经外科学分会功能神经外科学组，中国医师协会神经外科医师分会功能神经外科学组 . 听神经瘤围手术期面瘫防治中国专家共识 [J]. 中华神经外科杂志，2021，37（5）：433-438. DOI：10.3760/cma.j.cn112050-20200723-00414.

[15]Kamble N，Shukla D，Bhat D.Peripheral Nerve Injuries：Electrophysiology for the Neurosurgeon[J].Neurology India，2019，67（6）：1419-1422. DOI：10.4103/0028-3886.273626.

第三章

面瘫外科修复手术时机

对于处于病程初期且症状较轻的特发性面神经麻痹患者，往往会先选用保守治疗，大多主张激素冲击治疗加以营养神经药物辅佐，为了进一步提高治疗效果，可与面部肌肉功能锻炼相联合，虽然激素治疗已广泛用于急性期面瘫治疗，有一定疗效，但是此方法不能长期使用，激素不良反应大，并且部分患者效果不佳，应用具有局限性；相比药物治疗的方式，中医保守治疗的种类繁多，有针刺、推拿、电针、艾灸、拔罐等，最常见为针灸，具有温经通络、活血祛瘀的效果，对症治疗有限，面神经损伤越严重治疗效果越不显著，此外对针灸技术的要求极高，一旦稍有偏差会给患者带来更严重的额外伤害。对于面神经损伤中晚期、重度面瘫或者保守治疗无效的患者，外科干预无法避免。

1999 年，Gantz 等人提出当 ENoG 检查提示面神经变性超过 90% 时，应在 2 周内对面神经膝状神经节进行手术减压。然而，美国神经病学学会（American Academy of Neurology，ANN）和美国耳鼻喉头颈外科学会（American Academy of Otolaryngology-Head and Neck Surgery，AAO-HNSF）分别在 2012 年和 2013 发布的关于贝尔麻痹临床诊疗指南中并未建议通过面神经减压治疗急性周围性面神经麻痹。但近年来，越来越多证据表明，在继发于贝尔氏麻痹或颞骨创伤的完全性面神经麻痹、神经电图检查显示 90% 以上变性、发病 14 天内无自主肌电图的患者可通过面神经减压术获益，其完全康复率明显高于对照组。同时，面神经减压术有助于降低面神经麻痹的复发风险。减压后面神经功能的恢复需要数周到数月的时间。中颅窝入路可在保持听力的同时到达原发病灶，明显优于经乳突减压。对于创伤性面瘫，2 周内行手术治疗预后最佳，2 个月内行手术探查仍可接受。

对于保守治疗无法恢复的贝尔面瘫以及外伤、肿瘤、感染、先天性和医源性（通常由桥小脑角区手术）所致的面神经损伤，神经替代移植术能同时恢复静态与动态面容，已在临床中广泛运用。一些医疗中心将面瘫病程时长作为手术适应证的选择标准，认为在面瘫后 1 年内均可行神经替代移植术。但具体时间窗现在仍无统一标准，各类研究的推荐仅为自身经验的推广，甚至有学者提出手术修复应在面瘫后 3 个月内完成。虽然大量研究表明，肌肉长时间失神经支配可导致肌肉萎缩、纤维化，面神经远端神经组织降解，因此尽早行神经替代移植术可使患者受益增加，且相关组织学研究也发现早期手术者神经重建更好；但也有研究者认为，患者病程长短对替代移植术疗效没有差异，长时间面瘫患者仍然存在手术机会。

相较而言，电生理检查更客观可靠，无疑是神经替代移植术手术适应证更重要的衡量标志。其中，肌电图又起到了至关重要的作用。当面神经损伤后，肌电图的表现取决于神经损伤程度、损伤时间，变化多样。静息时可出现自发电位，如纤颤电位、正向电位、束颤电位；患者主动收缩肌肉时，肌电图可表现为运动单位电位波幅增大或降低、时程延长或缩短，多相电位数量增加。当患者静息电位示纤颤电位存在，主动收缩肌肉时多相电位存在时，可以考虑行神经替代移植术。当患者面瘫病程较长但手术意愿强烈时，与患者充分沟通、知情同意，权衡手术风险与获益，再做出选择。当患者面肌静息状态，纤颤电位消失；或主动收缩时无法引出多相反应电位，考虑面肌失神经支配，且重度萎缩，为神经替代移植术的绝对禁忌证。

需要指出的是，面瘫外科修复手术有很多类别，比如面瘫急性期的减压手术、神经类修复手术、肌肉类修复手术以及混合型修复手术，手术时机的选择受到面瘫的原因、严重程度、病程、有无后遗症以及前期治疗等多种因素的影响，而且目前学术界并没有针对上述各类手术时机形成指南或专家共识，很多都是参考文献报道的专家意见。一般来见，急性期重度面瘫建议尽早给予减压手术，包括经中颅底硬膜外入路面神经减压以及面神经垂直段（乳突段）减压，同样无论何种原因导致的完全性面瘫或者面神经解剖断裂的患者，都建议尽早进行面神经修复手术，而对于面神经部分损害的面瘫患者，目前多数主张先给予保守治疗，并密切随访观察面神经功能的恢复情况，如果保守治疗 3 个月，面神经功能没有任何恢复迹象，则建议外科手术干预，同样如果保守治疗 6 个月后面神经功能恢复不到健侧的 30%，则可以采取外科手术治疗，当然如果保守治疗 12 月后，面神经功能恢复不到健侧的 50%，也可以选择外科手术治疗，因此客观评估面神经功能并能采用个性化的治疗方案是大家推荐的原则。对于医源性面瘫的外科修复手术时机，则主要取决于面神经解剖连续性及其电生理学评估结果，面神经解剖断裂的患者提倡一期进行修复手术，面神经解剖保留但电生理评估为重度面瘫的患者也主张早期进行外科修复技术，只有面神经解剖保留而电生理评估为非重度面瘫的患者才建议给予保守治疗。

异常肌电反应阳性（AMR）是临床诊断痉挛性面瘫后遗症的电生理学标准，同样 AMR（+）也是患者接受面神经减压手术的指征，也就是说面瘫患者保守治疗过程中，一旦检查发现 AMR（+），则提示痉挛性面瘫后遗症，患者应当尽早接受颅外面神经膜性松解手术。对于晚期面瘫的患者，外科手术的方案选择才是关键，因为绝大多数晚期面瘫患者都需要接受不同类别的手术治疗，部分患者甚至需要选择混合型的手术治疗。

（朱婉春　上海交通大学医学院附属新华医院）

（李世亭　上海交通大学医学院附属新华医院）

参考文献

[1] 韩佩洁，郭凯锋，何静云，等. 面肌功能训练联合激素治疗急性期贝尔面瘫的疗效观察 [J]. 医学理论与实践，2021，34（16）：2773-2775.

[2] 顾伟于，肖田甜，刘华茹，等. 温针灸治疗急性期周围性面瘫的 Meta 分析 [J]. 中国医学创新，2022，19（16）：169-174.

[3] 钱雅楠，邱东升. 近五年针灸治疗周围性面瘫的临床研究进展 [J]. 按摩与康复医学，2022，13（07）：48-50.

[4]Gantz BJ，Rubinstein JT，Gidley P，et al.Surgical management of Bell's palsy[J].Laryngoscope，1999，109（8）：1177-1188.

[5]Baugh RF，Basura GJ，Ishii LE，et al.Clinical practice guideline：Bell's Palsy executive summary[J].Otolaryngol Head Neck Surg，2013，149（5）：656-663.

[6]Gronseth GS，Paduga R，American Academy of N.Evidence-based guideline update： steroids and antivirals for Bell palsy：report of the Guideline Development Subcommittee of the American Academy of Neurology[J].Neurology，2012，79（22）：2209-2213.

[7]Lee SY，Seong J，Kim YH.Clinical Implication of Facial Nerve Decompression in Complete Bell's Palsy：A Systematic Review and Meta-Analysis[J].Clin Exp Otorhinolaryngol，2019，12（4）：348-359.

[8]Andresen NS，Sun DQ，Hansen MR.Facial nerve decompression[J].Curr Opin Otolaryngol Head Neck Surg，2018，26（5）：280-285.

[9]Casazza GC，Schwartz SR，Gurgel RK.Systematic Review of Facial Nerve Outcomes After Middle Fossa Decompression and Transmastoid Decompression for Bell's Palsy With Complete Facial Paralysis[J].Otol Neurotol，2018，39（10）：1311-1318.

[10]Xie S，Wu X，Zhang Y，et al.The timing of surgical treatment of traumatic facial paralysis：a systematic review[J].Acta Otolaryngol，2016，136（12）：1197-1200.

[11]Yetiser S，Karapinar U.Hypoglossal-Facial Nerve Anastomosis：A Meta-Analytic Study[J].Annals of Otology Rhinology & Laryngology，2017，116（7）：542-549.

[12]Samii M，Matthies C.Management of 1000 vestibular schwannomas（acoustic neuromas）：the facial nerve--preservation and restitution of function[J]. Neurosurgery，1997，40（4）：684-694.discussion 694-685.

[13]Kunihiro T，Kanzaki J，TOU.Hypoglossal-facial nerve anastomosis. Clinical observation[J].Acta Otolaryngol Suppl，1991，87：80-84.

[14]Matsunaga T，Kanzaki J，TOU，et al.Functional and histological evaluation of the facial nerve in patients who have undergone hypoglossal-facial nerve anastomosis after removal of cerebellopontine angle tumors[J].ORL J Otorhinolaryngol Relat Spec，1995，57（3）：153-160.

[15]Clayton MI，Rivron RP，Hanson DR，et al.Evaluation of recent experience in hypoglossal-facial nerve anastomosis in the treatment of facial palsy[J].J Laryngol Otol，1989，103（1）：63-65.

第四章

面瘫外科修复术式进展

在对任何一个领域开始研究和探索之前，都必须先了解它的历史。面瘫治疗始终有很大的社会需求，在以分子基因介导的神经再生科学尚无实质性突破之前，外科手术虽终是权宜之计，但至今依然举足轻重。单就外科而言，该领域就已涉及多个相关外科专业，包括神经外科、耳鼻咽喉头颈外科、整形外科、颌面外科等，由此诞生了基于各自学科特色的多种治疗策略。通过文献可以发现，如同万千溪流终汇入大海，经过一百多年的历史发展，这些起初相对独立的面瘫治疗理念和技术，一方面逐渐完善自身，另一方面也逐渐相互融合，终于构建出了当前较为庞大的面瘫外科框架。本节简单记录各条"支流"逐步形成"汇流"的重要节点，对该领域的历史作一简单回顾。

首先分清两个概念：面瘫外科、面神经外科。两者有很大交集，但并不完全重叠。面瘫外科关注的是面瘫而不仅仅是面神经，因此包含了肌肉翻转、肌瓣移植、局部矫形等整形外科相关的技术。面神经外科则不仅仅关注面瘫，还关注其他面神经疾病，其中包括神经外科最熟悉的面神经兴奋性病变面肌痉挛，其主体是面神经，因此主要涉及神经外科、耳鼻咽喉头颈外科中的周围神经、颅底肿瘤诊治等技术。此文着重于介绍两者的交集，即面瘫外科中与神经相关的手术技术。

"支流"一：面神经解剖学研究

•Gabriel Fallopius（1523—1562）：发现了颞骨内面神经管"canalis sive aqueductus"，后人命名为"Fallopian canal"（法洛氏管，facial canal）。同时阐明了大量有关中耳、内耳的解剖。

•Sir Charles Bell（1774—1842）：阐明了面神经和三叉神经在面部的功能性解剖。有意思的是，Bell 治疗的头三例面瘫患者均为外伤性面瘫，而目前以其命名的"Bell 麻痹"却是专指特发性周围性面瘫。

•Albert L.Rhoton Jr.（1932—2016）：现代神经外科解剖大师的生涯首作即是阐述中间神经的显微外科解剖，此后其实验室发表的无数著作将面神经相关手术的应用解剖诠释到了极致（图4-1）。

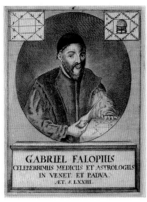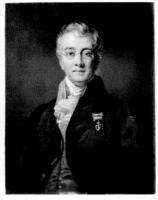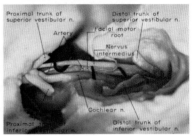

图 4-1　与面神经解剖学研究相关的三位大师及其代表作

"支流"二：面神经（管）减压

• Alt（1908）：第一例面神经管减压术，处理岩骨胆脂瘤继发的面瘫，术中清除受累的面神经管骨质并向两侧扩大暴露，清理受累节段面神经周围的肿瘤和肉芽组织，术后 7 个月面瘫恢复。此举引发了两方面的发展：①是否切除受累节段的神经进行颞骨内面神经修复（见下文"支流"四）；②针对 Bell 麻痹的面神经管减压。

• Ballance、Duel（1932）：第一次提出对 Bell 麻痹进行面神经管减压，范围仅需面神经乳突段最远端 1cm，并提倡切开神经鞘，达到骨性减压与膜性减压。Sir Charles Ballance 是面瘫外科领域最重要的创始人，也是英国最著名的神经外科大师之一（详见下文）。

• Cawthorne（1937）：第一次使用显微镜进行经乳突手术。20 世纪 30 年代至 50 年代，茎乳孔区域受压和缺血成为当时面神经管减压术流行的理论基础（目前已被证实错误），故减压区域主要集中于茎乳孔及乳突段。

• Kettel（1959）：第一本关注面瘫的专著 *Peripheral facial palsy, pathology and surgery* 出版，是上述观点的权威体现。但此后不断有研究发现更近端的面神经才是致病区域，手术减压范围也逐渐向近端扩展。

• Lewis（1956）：经后鼓室切开术（posterior tympanotomy）利用面神经隐窝（facial recess）已可暴露鼓室段。

•House（1961，1965）：第一次提出中颅底入路（middle cranial fossa approach）打开内听道并暴露面神经管近端。Clerc and Batisse（1954）可能发表了中颅底入路更早的非英文文献。这一入路的提出从此改变了面神经外科和颅底外科的进程。

•Pulec（1966）：联合 House 和 Lewis 的方法，提倡经中颅底和经乳突的联合入路进行面神经全程减压治疗 Bell 面瘫（图 4-2）。

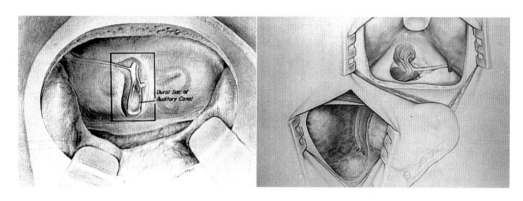

图 4-2 House 中颅底入路（左），Pulec 联合入路（右）

•Fisch（1968、1970、1972）：第一次发现面神经管最狭窄的"瓶颈"（"bottle neck" region）位于内听道底即迷路段起始部的"内听道孔"（meatal foramen），直径仅 0.69mm，且有致密蛛网膜束带。这一解剖学发现，结合术中电生理、镜下病理、影像学和临床结果，证实此处才是 Bell 麻痹的致病区域，因此面神经管减压必须包含该部位，经中颅窝入路成为首选（图 4-3）。

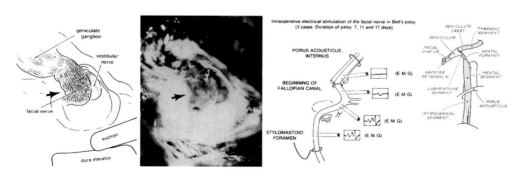

图 4-3 Fisch 中颅底入路术

注：肿胀的迷路段面神经，并通过肌电图证实病理改变主要位于迷路段附近，此处为面神经管最狭窄的解剖区域（meatal foramen）。

然而，对于自限性的 Bell 麻痹而言，中颅窝入路的开颅风险始终是外科医生和患者所避讳的，因此，经乳突入路进行"bottle neck"区域面神经管减压仍是耳鼻咽喉头颈外科医师的努力方向。

• Salaverry（1974）：提出经鼓室上隐窝（transattical）入路减压迷路段。但需去除锤骨头，造成传导性听力障碍。

• May（1979）：改良 Salaverry 入路提出经乳突迷路外颞下入路（transmastoid extralabyrinthine subtemporal），进行锤砧关节脱位和复位，第一次在经乳突入路中实现从迷路段到茎乳孔的全程减压，并可保留听力。Mark May 教授来自匹兹堡大学 UPMC 耳鼻喉科，在面瘫外科领域贡献巨大，著有 *Facial Paralysis Rehabilitation Techniques* 2003（图 4-4）。

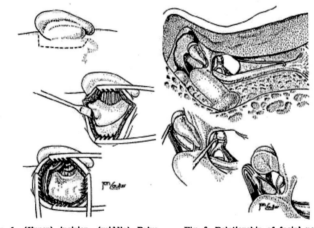

Fig. 1. (Upper) incision, (middle) Palva flap, (lower) exposure mastoid cortex with soft tissue still attached to posterior bony canal.

Fig. 2. Relationship of facial nerve to ossicles and semicircular canals as seen through posterior tympanotomy. Close-ups show disarticulating incus and sheath opened to level of geniculate ganglion.

图 4-4　Mark May 保留听力的经乳突入路面神经管全程减压

然而，从 Adour（1972）在 NEJM 发表糖皮质激素能有效治疗 Bell 面瘫的研究结果开始，药物治疗的地位即已奠定。May 此后的临床研究也未证实面神经管减压效果优于药物（1984、1985），使得这一"支线"难有进一步发展。虽然 Gantz（1999）在此后进行了该领域最高质量的多中心临床研究，证实中颅底入路进行面神经管减压有效，但时至今日，Bell 麻痹急性期的外科治疗仍非主流且存争议。但这一术式的诞生和发展，对侧颅底入路中的面神经相关技术发展起到了推动作用，也融合到

了面 – 舌下神经替代移植术的发展中（见下文"支流"三）。

"支流"三：面神经替代移植术

对周围神经损伤修复的探索始于公元 7 世纪。至 19 世纪末，对缝合线材、缝合方式、桥接移植等问题有了较为成熟的认识。而此时，正值颞骨手术起源阶段，Schwartze 和 Eysell（1873）进行了第一例乳突切开术，由于当时无显微镜，医源性面神经损伤问题随之而来，周围神经修复理念和技术则恰好应用到了面神经修复上来。这带来了两条"支流"的发展：神经替代移植术（nerve substitution、nerve transfer、crosssover）和断端修复术（nerve repair）（见下文"支流"四）（图 4-5）。

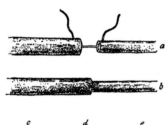

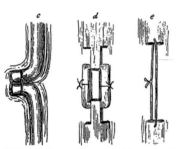

FIG. 2. In late 19th century nerve suture techniques, a diversity of methods was used. a and b: Vulpian approximated nerve endings with a single linen thread (1870). c: Rawa used catgut ligature to bring nerves together (1882). d: Letievant used a nerve flap technique to span a 4-cm defect in the median nerve (1873). e: Assaky's "suture a distance" was successful in animals but never gained popularity in humans (1886). (From Walker AE. A history of neurological surgery. New York: Hafner Publishing, 1967.)

TABLE 1. *Milestones in the evolution of nerve repair[1]*

Year	Surgeon	Milestone
1000	Avicenna	Suggested direct repair
1200	Roland	Used a hot iron to repair
1300	Lanfranchi	Direct nerve suture
1363	Guy De Chauliac	Sutured epineural tissue
1600	Gabriele Ferrara	Detailed description of a technique using tortoise tendons dipped in hot red wine
1870	Phillipeaux and Vulpian	Suggested nerve grafting
1873	Letievant	Employed a nerve flap technique
1882	Mikulicz	Tension suture to bridge nerve gap
1889	Robson	First successful nerve graft in humans

图 4-5　周围神经修复的重要里程碑

Sir Charles Ballance（1856—1963）在这一启蒙时期作出了无比卓越的贡献。Ballance（1895）：实施第一例面 – 副神经替代移植手术并取得成功，端 – 侧吻合，患者为中耳炎手术医源性面瘫。大部分文献都将历史上第一例替代移植术归于 Drobnik（1879）（面–副神经，端–端吻合），但据考证此乃误将 1899 记录成了 1879。此后至 1902 年，Balance 共进行了 6 例面–副神经端–侧吻合手术（图 4-6）。

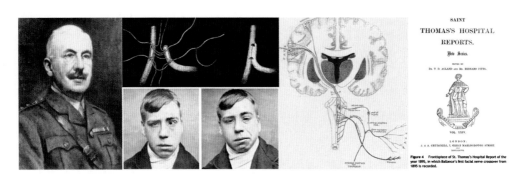

图 4-6　Sir Charles Ballance 教授与 1895 年第一例面–副神经端–侧吻合替代移植术的原始记录

•Faure（1898）：第二例面–副神经替代移植，选择副神经斜方肌支端–端吻合。Kennedy（1899）、Drobnik（1899）也在早期进行了这一手术。Cushing（1903）：在美国的第一例面–副神经替代移植，端–端吻合，枪伤后面瘫患者。Furet（1900）：第一次建议 Faure 取舌下神经作为供体神经。Korte（1903）：第一例面–舌下神经替代移植，端–端吻合。Ballance（1903）：第二例面–舌下神经替代移植，端–端吻合。

Ballance 发现之前副神经替代移植的患者不可避免地出现了同步运动（associated movements），而舌下神经切断后引起舌肌功能障碍，故开始探索新的供体神经和吻合方法。至 20 世纪 30 年代，他用猿猴和猫进行了大量动物实验，尝试的供体神经包括舌下神经、舌下神经降支（颈襻前根）、咬肌神经、舌神经、鼓索神经、舌咽神经、颈交感神经、喉上神经、耳颞神经、耳大神经、枕小神经、颈横神经等，发现舌咽神经效果最佳。

•Ballance（1924）：第一例面–舌咽神经替代移植，端–端吻合。随后 4 例，用舌咽神经加颈襻前根同时与面神经主干吻合进行双重替代移植，疗效均满意，记录称无明显吞咽障碍，也无同步运动。但这一术式始终未再流行，一方面因为 Ballance 本人从此将兴趣点转向面神经断端修复（见下文"支流"四），另一方面可能因为舌咽神经的暴露远较其他神经困难（图4-7）。

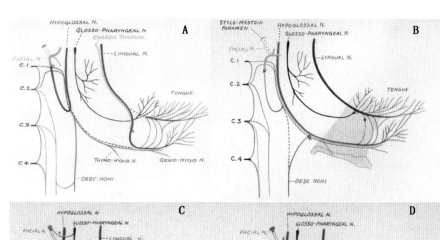

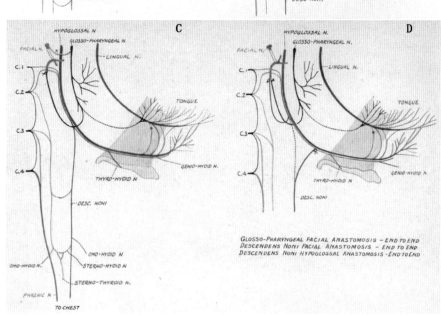

图 4-7　示意图

注：Ballance 用舌下神经（上左）、颈襻（上右）、舌咽神经（下左）、舌咽神经＋颈襻（下右）进行替代移植示意图（1932）。

舌下神经作为供体的术式在此后成为主流，数十年间各种面－舌下神经替代移植的各种改良术式的提出，均旨在减轻舌肌功能障碍。

•Ballance（1932）：总结了面神经修复术的临床和动物实验结果（图4-7），并第一次提到了面－舌下神经联合颈襻－舌下神经双重吻合的术式，用颈襻前根与舌下神经远端吻合恢复部分舌肌功能。Coleman（1940）、Kessler（1959）均采用了上述术式。Kempe（1970）：出版著作 *Operative Neurosurgery*，详细展示了上述术式。Pitty（1992）最近一次报道该术式（图 4-8）。

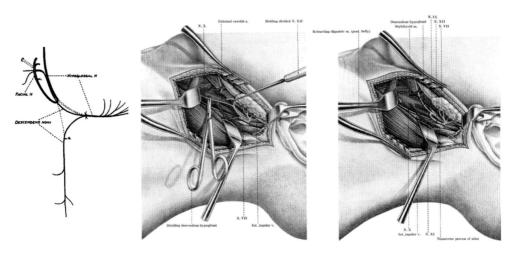

图 4-8　面 – 舌下神经联合颈襻 – 舌下神经双重吻合改良术式

注：Ballance（左），Kempe（右）。

•Conley（1979）：描述另一变式，单独用颈襻前根与面神经主干端 – 端吻合。这其实在之前也已由 Ballance（1932）提出（图 4-7）。但 May 在其 2003 年的专著中指出，颈襻前根的粗细和纤维数量不足以修复面神经。

•Conley（1982）：提出将舌下神经纵行劈开并上翻后进行部分舌下神经 – 面神经吻合的术式（split-nerve grafts），但面瘫修复效果不佳且舌肌功能仍受影响，原因是因为舌下神经内部纤维走行并非直线，劈开对其有很大损伤。

•May（1991）：与 Terzis（提出 "babysitter" 理念者，见下文）探讨后，提出桥接移植变式（interpositional-jump graft），取耳大或腓肠神经作为桥接移植物，与面神经和部分横断的舌下神经分别进行端 – 端吻合，效果满意。但后人多认为该术式由于两处吻合口的存在导致面神经功能修复并不理想（图 4-9）。

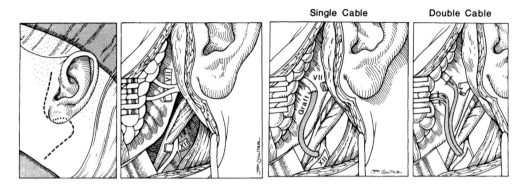

图 4-9　May 的面 – 舌下桥接移植术式

•Cusimano 和 Sekhar（1994，2006）：提出"部分舌下 – 面神经吻合"（partial Ⅻ – Ⅶ anastomosis"），其实是与 Conley 一样纵行劈开舌下神经的术式，另外也提到了可用颈襻前根吻合部分切断的舌下神经，以及可联合用 May 的桥接移植法减少吻合口张力。该术式在其他文献中也被称作"半舌下 – 面神经吻合"（hemihypoglossal–facial nerve anastomosis）（图 4–10）。

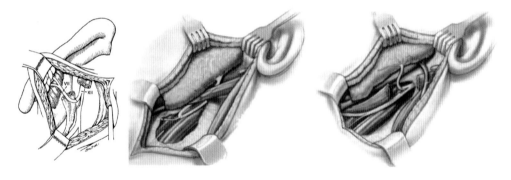

图 4–10　Cusimano 和 Sekhar 的"部分"面舌下吻合术式

•Sawamura 和 Abe（1997）、Atlas 和 Lowinger（1997）：神经外科和耳鼻喉科医师几乎同时提出新的改良术式，通过经乳突打开面神经管，将颞骨内的面神经切断（具体部位并无详细描述，只需满足无张力）并下翻，与舌下神经进行端 – 侧吻合（本质也为部分性端 – 端吻合），避免了桥接移植多个吻合口的缺点，也避免了舌下神经纵行切开上翻带来的有效纤维成分减少的缺点，很快受到推广。这也是与"支流"二面神经管减压的技术融合。该术式对术者耳科解剖和技术的要求提高了

（图 4-11）。

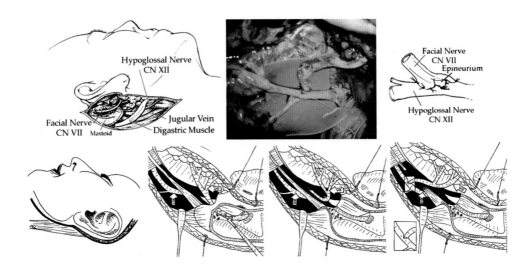

图 4-11　颞骨内面神经下翻术式

注：Sawamura 和 Abe（上）、Atlas 和 Lowinger（下）

• Yoleri（2000）：第一次提出"神经束膜开窗"（perineurial window）技术进行真正的面 – 舌下端 – 侧吻合。

• Roland（2006）：在颞骨内面神经下翻的基础上，第一次提出"腮腺松解"（parotid release）技术，将腮腺内段面神经连同一部分腮腺袖套游离并下翻，进一步确保无张力吻合，并强调吻合处位于舌下神经发出降支的以远部位，这在最近由 BNI 的 Lawton 团队 Tayebi Meybodi（2020）再次阐述。

舌下神经主要受到神经外科和耳鼻喉科的青睐，而颌面整形外科则逐渐将关注点转移到了咬肌神经。关于这两种目前最主要的供体神经的疗效比较尚无定论，因为手术方式和评价标准难以统一，本文不做展开。

• Spira（1978）：第一次报道面 – 咬肌神经吻合术，将咬肌神经主干与面神经下干行端 – 端吻合。此后该术式的改变主要体现在面神经吻合部位的变化，多以颊支 / 颧支为主。咬肌神经还用于联合其他神经和肌瓣的移植（见下文"汇流"）。

• Murphey（2018）：系统性回顾了 183 例面 – 咬肌神经替代移植手术，提示该供体神经对缩短恢复时间和改善口角运动方面优势最为显著，另外在自发笑容和减轻供体神经相关功能障碍以及联带运动等方面也有优势。

•Ferraresi（2018、2021）：第一次联合 Sawamura、Atlas 的颞骨内面神经下翻技术进行咬肌神经与面神经主干端 – 端吻合（图 4-12）。

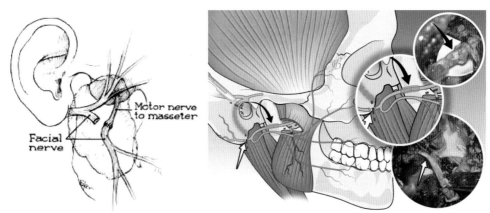

Source	Participants, No.	Facial Nerve Target	Interposition Graft	Level of Evidence
Pavese et al,[18] 2016	11	Main	Yes	4
Albathi et al,[19] 2016	14	Main	No	3b
Biglioli et al,[15] 2017	20	Main	Yes	4
Sforza et al,[2] 2014	14	Main	Yes	4
Bianchi et al,[20] 2014	4	Main	No	4
Sforza et al,[21] 2012	7	Main	Yes	4
Wang et al,[22] 2014	16	Zygomatic/buccal	No	4
Hontanilla et al,[23] 2014	23	Zygomatic/buccal	No	4
Klebuc,[24] 2011	10	Zygomatic/buccal	No	4
Faria et al,[10] 2010	10	Zygomatic/buccal	No	4
Hontanilla et al,[25] 2015	9	Zygomatic/buccal	No	4
Socolovsky et al,[26] 2016	15	Zygomatic/buccal	No	4
Hontanilla et al,[27] 2016	30	Zygomatic/buccal	No	4

图 4-12 面 – 咬肌神经替代移植术

注：Spira（上左）、Ferraresi（上右），2018 年系统性回顾资料。

其他神经如膈神经、颞深神经、下颌舌骨肌神经、肩胛上神经、胸长神经、面神经二腹肌支、耳后支、C_4 神经、C_7 神经等，都有用作供体神经进行面神经替代移植的人体研究，但仅限于解剖学和零星病例报道。

跨面神经移植技术（cross facial nerve grafting，CFNG）利用健侧的面神经周围支，通过桥接移植物与患侧面神经相应分支相连，是不同于上述所有利用非面神经作为供体的替代移植技术，旨在恢复自然面部运动。

•Scaramella（1970）：第一次报道 CFNG，为 1968 年的一例听瘤术后面瘫修复手术。之后 Smith（1971）报道了第二例。之后的术式变化主要是健侧供体神经的选择、桥接移植物的走行、患侧受体神经的选择有区别（图4-13）。

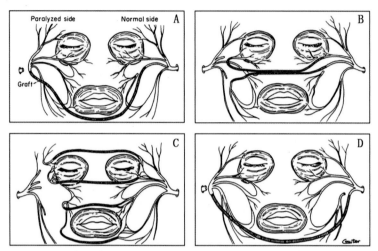

Figure 3-10. Facial cross-face graft technique. Variety of techniques for facial cross-face graft. **A,** Scaramella's cross-face graft. The graft may also be passed over the upper lip. **B,** Fisch's technique. **C,** Anderl's modifications. In Conley's experience, the frontal and marginal mandibular functions returned in only 15% of patients, even with primary nerve grafting. **D,** Conley's preferred technique is to anastomose the entire lower division of the normal side with the main trunk of the paralyzed side. Exposure is easily obtained with standard parotid incisions. The graft may be passed over the upper lip.

图4-13　跨面神经移植（CFNG）各种术式

CFNG 的一大弊端是需要等待再生纤维经桥接移植从健侧到患侧，因此需要分两期进行，这长达约1年的等待时间，消耗了患侧面神经的修复潜力。

•Terzis（1984）：第一次提出"babysitter"术式改良，即在 CFNG 的 I 期手术完成健侧供体神经–桥接神经植入的同时，进行患侧面–舌下神经替代移植，用到的术式为"minihypoglossal"，即 Conley 的"split-nerve grafts"或 May 的"interpositional-jump graft"（见上文），这样就留给了患侧面神经保有修复潜能的时间，然后在 II 期完成桥接神经与患侧面神经分支受体吻合时，去除原有舌下神经的对接，这样舌下神经就完成了它"babysitter"的职责。在之后的改进中，Terzis 不再去除舌下神经的吻合，这就形成了双重神经替代移植（dual nerve transfer）的雏形（见下文"汇流"）。Terzis（2008）认为，对于6个月以内的面瘫可进行单纯 CFNG，对于6个月至2年的面瘫，需进行"babysitter"术式（图4-14）。

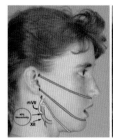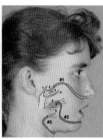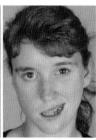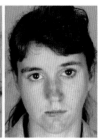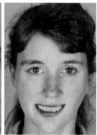

图 4-14　Terzis 的 "babysitter" 术式

"支流"四：面神经断端修复术

上文提到，Balance 最早开展了替代移植术，但他始终相信当近侧残端可及时，面神经断端之间的直接对接或者桥接是最优选择。

•Balance（1894）：第一次切除岩骨内病损段面神经，并将断端移位后进行面神经残端的直接吻合，但由于术后感染而失败。

•Marsh（1900、1908）、Sydenham（1908）：切除病损段面神经，留置铬肠线或蚕肠线于断端之间作为"支架"。

•Stacke（1903）：从面神经管内游离出神经，切除肉芽组织后原位还纳。

•Ney（1922）：通过解剖标本证实可通过面神经移位后实现无张力断端对接。

•Bunnell（1925）：第一例成功的岩骨内面神经移位后断端缝合。随后 Martin（1928）完成第二例。

•Bunnell（1930）：第一例岩骨内面神经 – 桥接移植端 – 端缝合。

•Balance 和 Duel（1931）：第一次成功使用血凝块黏合断端，实现无缝合对接。

至此，这一"支流"的框架已基本搭建，而之后显微外科技术引入颞骨手术（1937，见上文）则让该技术得到成熟，侧颅底技术的发展更让其得以完备。但这一"支流"的发展一方面受限于面神经近侧残端的不可及，另一方面也受限于颞骨手术的解剖和操作的复杂性，其"繁茂"程度远不及"支流"三。但术者应知晓，如 Ballance 教授所提倡，当近侧残端可及时，面神经断端修复应较替代移植术更优先选择（图 4-15）。

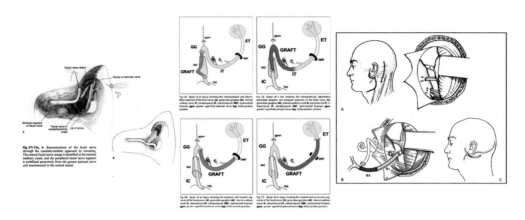

图 4-15　各种面神经断端修复术式

注：颞骨内移位后直接吻合（Samii 1989，左）、颞骨内桥接吻合（Sanna 2006，中）、颅内外桥接吻合（May 2003，右）。

"支流"五：肌肉相关技术和其他局部矫形技术

该部分超出本章讨论范畴，仅做简述。

•regional muscle transposition（局部肌肉转位），可借用头颈部非面神经支配肌肉进行面部运动重塑。

•direct muscle neurotization（面肌直接神经支配），最早由 Heineke（1914）提出，用新的供体神经直接植入失支配的面肌内，形成新的运动终板（图 4-16）。

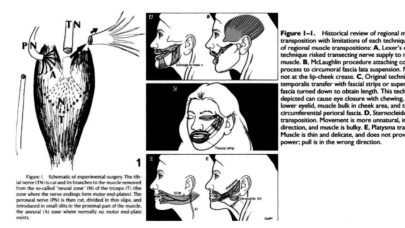

图 4-16　direct muscle neurotization（左）和 regional muscle transposition（右）

其他还有种类极为繁多的针对眼部、鼻部、口唇的局部矫形手术

"汇流"——多重修复技术

上文已述，Terzis 的"babysitter"技术（Ⅱ期保留舌下神经的术式）同时使用了面-舌下神经移植和跨面神经移植两套独立的神经替代移植术式，即利用了舌下神经充足的动力供给和跨面神经的自然表情运动这两项各自的优势，同时又因为面肌不再由单一神经支配而可能减少联带运动的形成。这就形成了双重神经替代移植（dual nerve transfer）。

•Faria（2010）：将舌下神经改为咬肌神经，联合跨面神经，与面神经颞支、颊支进行一期双重神经替代移植。

•Biglioli（2012）：咬肌神经桥接移植面神经主干，联合跨面神经对接颞支，进行一期双重神经替代移植。

•Yoshioka（2018）：咬肌神经-颞支吻合、舌下神经-颈面干端-侧吻合、跨面神经-颞支吻合，两期手术进行三重神经替代移植。

•Pepper（2019）：联合咬肌神经和舌下神经进行双重神经替代移植（图4-17）。

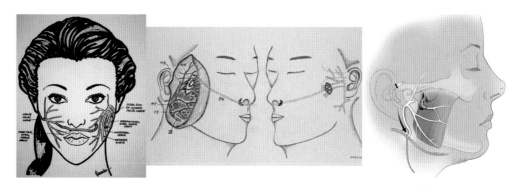

图 4-17　各种多重神经替代移植术式

注：Biglioli（左）、Yoshioka（中）、Pepper（右）

•Harii（1976）：第一次报道自由肌瓣移植（1973）（free muscle transfer），将其他部位的带神经血管蒂的肌肉移植至面部，再取新的供体神经血管进行显微

吻合，这不同于上述 regional muscle transposition，而是联合了神经替代移植和肌肉移植的多重修复技术。其建立的分期跨面神经 – 股薄肌移植成为标准术式（图4–18）。

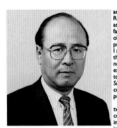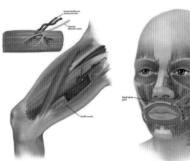

The first neurovascular free muscle transfer was accomplished by Tamai and coworkers using dogs in 1970. Reading their paper soon after, I envisioned the procedure as providing a breakthrough in treatment of long-standing facial paralysis in humans because we had found it difficult to obtain natural or near-natural smiles using the conventional procedures involving temporal or masseter muscle transfer. I achieved my first successful case in April 1973, in which the transferred muscle was innervated by a deep temporal nerve. One year later, good contraction beyond our expectations had been acquired, and the case was reported, together with another case, in *Plastic and Reconstructive Surgery* in 1976. However, the acquired contraction was not completely satisfactory, as muscle innervation had not been procured by the facial nerve.

The procedure, therefore, soon was modified to a two-stage method in which cross-face nerve grafting is combined. This has become most popular because innervation from the contralateral facial nerve produces an improved smile.

图 4–18　Harii 与跨面神经 – 股薄肌移植技术

•Zuker（1989）：第一次将咬肌神经作为自由肌瓣的供体神经，进行一期手术。这正是利用了面 – 咬肌神经替代移植术中发现的咬肌神经取材邻近、功能缺失小、起效快、动力足、可产生自然笑容等优势，也克服了跨面神经需要桥接神经作为供体而需要两个神经吻合口导致轴突损失以及漫长分期手术的缺点。

•Watanabe（2009）：第一次同时将咬肌神经和跨面神经作为供体神经进行背阔肌自由肌瓣移植（图 4–19）。

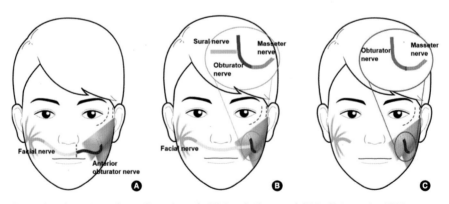

Commonly used neurotizers in free gracilis muscle transfer. (A) Cross-facial nerve graft. (B) Double innervation. (C) Masseter nerve.

图 4–19　自由肌瓣移植术式的变化，Harii（A）、Watanabe（B）、Zuker（C）

•Yoshioka（2020）：Ⅰ期舌下 – 面主干端 – 侧吻合、咬肌神经 – 颧支吻合、跨面神经留置，Ⅱ期跨面神经 – 自由肌瓣移植，即进行了双重神经替代移植联合自由肌瓣移植的多重修复技术（图 4-20）。

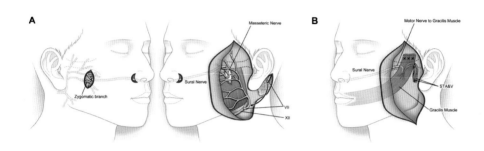

图 4-20　Yoshioka 多重修复技术

面瘫后遗症联带运动（postparetic facial synkinesis）的外科治疗历史则是毁损与重建的逐渐"汇流"。

•Coleman（1937）：面神经主干切断联合舌下或副神经替代移植治疗面肌痉挛的口眼联动。Greenwood（1946）：部分切断腮腺内或腮腺后面神经分支处理面肌痉挛的口眼联动。Jannetta（1970）：第一次微血管减压术（MVD）成功治疗面肌痉挛，至今为该病的标准术式。

•Marino 和 Alurralde（1950）：第一次提出面神经周围支选择性切断术（selective neurectomy）治疗面瘫后遗症联带运动。

•Guerrissi（1991）：第一次提出选择性肌肉切断术（selective myectomy）治疗面瘫后遗症联带运动。

•Terzis（2012）：联合跨面神经移植、面肌直接神经支配、选择性面神经周围支切断术、选择性肌肉切断术、肉毒素注射、物理康复进行综合治疗。

•Azizzadeh（2018）：提出改良的面神经周围支选择性切断术。

•Vincent（2019）：咬肌神经 – 颊支吻合联合周围支选择性切断术。

•李世亭（2021）：上海交通大学医学院附属新华医院李世亭教授团队第一次提出面神经颅外段主干外膜 / 束膜切除术（epi-/perineurectomy）（图 4-21）。

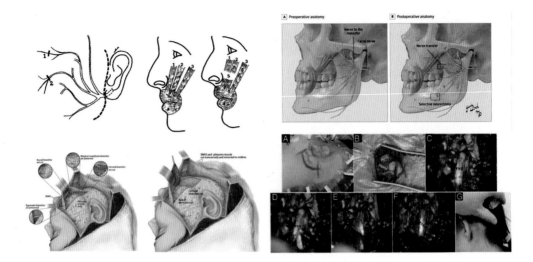

图 4-21　面瘫后遗症联带运动的外科治疗

　　注：面神经周围支选择性切断术（Marino 和 Alurralde，上左）、选择性肌肉切断术（Guerrissi，上中）、咬肌神经 – 颊支吻合联合周围支选择性切断术（Vincent，上右）、改良的面神经周围支选择性切断术（下左）、面神经颅外段主干外膜切除术（李世亭，下右）。

　　以上仅仅是对该庞大领域手术方式变迁的粗浅记录，可以看出，联合修复是当下的趋势，但禁忌证、疗效评估还需要更统一、更多中心大样本的病例进行总结和分析。

（唐寅达　上海交通大学医学院附属新华医院）

（李世亭　上海交通大学医学院附属新华医院）

参考文献

[1]Shah SB，Jackler RK.Facial nerve surgery in the 19th and early 20th centuries：The evolution from crossover anastomosis to direct nerve repair[J].Am J Otol，1998，19(2)：236-245.

[2]May M，Schaitkin BM.History of facial nerve surgery[J].Facial Plast Surg，

2000，16（4）：301–307.

[3]Campero A，Socolovsky M.Facial reanimation by means of the hypoglossal nerve: anatomic comparison of different techniques[J].Neurosurgery，2007，61（3 Suppl）：41–49；discussion 49–50.

[4]Terzis JK，Konofaos P.Nerve transfers in facial palsy[J].Facial Plast Surg，2008，24（2）：177–193.

[5]Park H，Jeong SS，Oh TS.Masseter nerve–based facial palsy reconstruction[J].Arch Craniofac Surg，2020，21（6）：337–344.

[6]Ballance SC，Duel AB.the operative treatment of facial palsy by the introduction of nerve grafts into the fallopian canal and by other intratemporal methods[J].Archives of otolaryngology（Chicago，Ill：1960），1932，15（1）：1–70.

[7]May M，Facial Paralysis Rehabilitation Techniques.2003.

第五章

听神经瘤术后面瘫防治中国专家共识

一、概述

随着诊疗技术的不断提升，听神经瘤手术关注的重点已从降低手术病死率转向提高脑神经功能的保留率。因大多数患者的耳蜗神经功能在术前已存在不同程度的缺失，故听力的保留一般比较困难；而面神经功能在术前很少异常，肿瘤切除后有望保留面神经功能。面神经功能的保留不仅依赖于医生娴熟的手术操作技巧、与神经电生理监测团队的良好合作，还依赖于对不同程度面神经损伤后的正确处理。但目前的实际情况是，有相当比例的听神经瘤手术团队缺乏术中神经电生理监测辅助，而主要依赖手术医生的经验；出现面神经损伤后也缺乏科学合理的修复技术。因此，听神经瘤患者术后发生面瘫的概率还非常高，部分患者会残留不同程度的面神经功能障碍。目前，我国尚缺乏有关听神经瘤围手术期面瘫防治的专家共识或指南。有鉴于此，我们组织全国的多学科专家共同撰写了本共识，以期规范听神经瘤围手术期面神经的保护及提升面神经损伤后的功能重建水平。

二、听神经瘤术前的面神经相关评估

未经手术的听神经瘤患者，发生面瘫的概率低于10%，程度多数较轻，且与肿瘤的体积无明显关联。肿瘤囊性部分的快速增大或瘤内出血是导致术前面瘫的可能因素。少数患者可有面部抽搐或类似面肌痉挛的表现。尽管大多数患者的术前面神经评估并无明显异常，但仍需进行详尽的病史采集和神经系统体检，为鉴别诊断和术后面神经功能的预判提供参考。先于听觉症状出现的早期面瘫应高度怀疑面神经来源的少见肿瘤，如鞘瘤、血管瘤或恶性肿瘤。术前已存在长期面神经麻痹病史的患者，术后面瘫持续存在甚至加重的概率较高。头颅 MRI 和颞骨高分辨率 CT 是目前用以评估听神经瘤的常规影像学方法，有助于肿瘤性质的鉴别，也可用来明确肿瘤与重要毗邻结构的关系，为手术提供解剖学依据。近来有研究表明，肿瘤的某些影像学特征对术后面神经功能的预判也具有参考价值。肿瘤大小为最主要的预测因素，对于局限在内听道内或仅有少量脑池生长的肿瘤，其术后面瘫的发生率为

5%～10%，而巨大肿瘤行全切除术后发生面瘫的概率可达65%。内听道底与肿瘤最外极之间脑脊液信号缺失和肿瘤主体偏向内听道长轴前方，均提示术后发生面瘫的风险较高。肿瘤呈囊性，尤其当瘤周部分出现薄壁囊性成分时提示肿瘤与神经粘连较重；在磁共振 T_2 加权成像上（T_2WI）呈等低信号、内听道显著增宽均提示肿瘤质地较硬，硬膜明显强化提示肿瘤血供丰富，这些影像学特征均预示术中保护面神经的难度增加，术后发生面瘫的风险较高。

术前面神经相关的电生理评估包括面肌肌电图（Electromyography，EMG）、神经电图（electroneu rography，ENoG）、面神经 F 波及瞬目反射等。部分临床查体正常部分 ［House Brackmann(HB)分级 Ⅰ 级］的患者可能存在神经电生理的异常，主要表现为 ENoG 波幅的下降，但目前尚无证据表明这与术后面瘫发生存在关联。

推荐意见：术前需要常规行临床查体、影像学评估及神经电生理学评估面神经功能。其中影像学评估包括头颅 MRI 平扫、增强和颞骨高分辨率 CT 扫描，重点了解内听道骨质破坏情况及听神经瘤内外两端的蛛网膜下腔，以利于病变性质的鉴别，以及明确周围毗邻结构的解剖学关系。对于存在面瘫的患者，尚需对面神经的鼓室段、乳突垂直段、茎乳孔区及腮腺区行 MRI 扫描，排除合并其他病变的可能。神经电生理学评估包括 EMG、ENoG、F 波及瞬目反射，对于存在面瘫的患者尚需检测异常肌反应（abnormal muscle response，AMR）。

三、听神经瘤术中的面神经保护

1. 术中面神经电生理监测　听神经瘤术中应全程予以面神经电生理监测，其意义包括：①对面神经的早期定位和精准识别；②肿瘤分离过程中实时预警面神经损伤；③肿瘤切除术后对面神经功能的评估及对术后面瘫的预判。

术中面神经电生理监测的种类包括自由 EMG 和刺激 EMG。记录电极均置于额肌、眼轮匝肌、口轮匝肌、颏肌等。术中机械性损伤通常会诱发自由 EMG 的变化，可通过即时反馈提醒术者操作已非常接近面神经或面神经已受到一定程度的损伤。刺激 EMG 一般使用单极或同心圆刺激电极，采用 0.1ms 或 0.2ms 波宽的方波脉冲刺激，速率为 4～6 次／秒。对面神经定位或识别时，采用 0.05mA 作为初始刺激强度，逐次增加 0.02mA，通常在 0.05 ~ 1.00mA 的刺激范围内可诱发 EMG 反应。对于颞骨内的面神经，有效刺激强度可用于预估覆盖面神经的骨质厚度，通常 1mA 的刺激量对应 1mm 的骨质厚度。肿瘤切除术后，应评估面神经刺激 EMG，对术后远期的面神经功能预判有一定的价值。主要是观察刺激面神经近端（神经出脑干区）和远端（内听道底）诱发 EMG 反应的阈值和波幅。以下情况通常预示术后面神经功能良好：①< 0.05 ~ 0.1mA 或 0.1V 的刺激强度在面神经近端能诱发出 EMG 反应；②刺激面神经近端诱发的 EMG 波幅 > 1000μV；③用同一强度刺激面神经近端所诱发的 EMG 波幅，术后较术前下降的幅度 < 50%；④肿瘤切除术后分别刺激面神经近端和远端，其波幅比值 > 2/3。不满足上述条件者，预示术后面神经功能可能受到一定程度的影响。若对刺激无反应，通常预示术后面神经功能较差。根据 2018 年美国神经外科医师协会的最新指南建议：神经电生理结果良好则提示远期面神经功能良好，结果不佳并不一定提示远期面神经功能不佳，不能将其用作早期行面神经重建的直接依据。

2. 术中保护面神经的手术策略

（1）入路的选择：听神经瘤的手术入路包括经乙状窦后入路、经中颅窝入路及经迷路入路，入路的选择很大程度上取决于术前是否存在有效听力。对于存在有效听力的患者，应选用经乙状窦后入路和经中颅窝入路；对于无有效听力者，也可选择经迷路入路。目前，尚无充分证据表明何种入路在保护面神经功能上更有优势。

（2）技术要点：肿瘤切除推荐采用"包膜下分离技术"，旨在切除肿瘤时保留包绕肿瘤的膜性结构，以利于面神经甚至耳蜗神经的保留。围绕这一技术理念，首先应在早期进行瘤内减压，减少肿瘤张力，便于包膜的剥离。磨除内听道后壁，或探查肿瘤内侧的脑干面，有助于早期辨认位置相对固定的面神经。在内听道口处，肿瘤常与周围结构粘连明显，可采用锐性与钝性相结合的分离方法。

当肿瘤最外极与内听道底存在粘连时，可辅助应用神经内镜。术中应保持冲洗以实现术野的清晰，避免血块黏附于面神经而造成吸除时的损伤。双极电凝止血时应采用较低功率，面神经本身的出血一般都可通过止血材料的压迫而有效控制。

（3）术中神经断裂的处理：术中面神经断裂时，推荐术中或术后尽早行面神经重建，重建的方法取决于以下神经残端的情况：①面神经近端（脑干端）和远端

（内听道端）均存在，且经修整后两者仍有足够长度进行无张力对接时，可行端–端吻合；②面神经近端和远端都存在，经修整后两者之间存在较长的空隙，可取供体神经行桥接移植，常用的供体神经为耳大神经和腓肠神经；③面神经近端缺失，无论远端情况如何，均需行神经替代移植，常用的术式包括面神经–舌下神经吻合、面神经–咬肌神经吻合及面–副神经吻合等，有条件的医疗单位推荐联合替代移植，例如面神经–舌下神经吻合联合颈神经–舌下神经吻合等；④面神经近端保留而颅内段远端缺失时，可经乳突显露面神经乳突段或出茎乳孔的颞骨外段，取供体神经后行桥接移植（经乙状窦后入路），也可在同一术腔与颞骨内的远端行桥接移植，或将面神经从骨性面神经管内游离并改道后尝试行直接端–端吻合（经迷路入路），也可采用神经替代移植技术进行修复。吻合的方法：在颅内可行 8-0、9-0 或 10-0 prolene 线 180° 对位缝合，也可用生物蛋白胶黏合；在颞骨内或颅外，则建议行神经束膜的显微缝合，吻合后建议用自体筋膜或人工鞘管包裹。

（4）肿瘤切除程度与面神经保护：肿瘤切除程度也是影响面瘫发生的重要因素。大宗病例报道显示，肿瘤全切除后面瘫的发生率为 20% ~ 50%。

对于强烈要求确保面神经功能完好的患者，选择次全或大部切除也不失为一种合理的治疗方案。术中电生理监测提示面神经功能明显下降时，建议暂停手术并告知家属，以调整手术方案。对于未行肿瘤全切除的患者，术后需密切随访，必要时行放射外科辅助治疗。

推荐意见：①听神经瘤切除术中应全程行神经电生理学监测，包括自由 EMG 及刺激 EMG，其中刺激 EMG 有助于识别和定位面神经。术中出现自有 EMG 预警，提示面神经就在附近，应谨慎操作，必要时辅助刺激 EMG 定位；②手术以切除肿瘤和尽可能保留面、听神经功能为最终目标，对于术前面神经功能正常的患者，术中保护面神经功能应该放在更加重要的地位，如果肿瘤切除困难或神经电生理监测提示面神经功能可能受损，可选择肿瘤部分切除或次全切除；③面神经意外断裂后的处理，应尽早行面神经重建，重建的方式根据神经远近侧残端的情况进行选择，包括端–端直接吻合、端–端桥接移植修复及替代神经移植修复。吻合的方法包括显微缝合和生物蛋白胶黏合，其中端–端直接吻合作为首选方案，替代神经移植修复是面神经脑干端缺失后的唯一选择；④肿瘤切除后，应对解剖保留的面神经功能进行神经电生理学评估，如果刺激 EMG 无法引出，提示面神经功能已经完全损害，应当尽早进行面神经功能重建；如果刺激 EMG 可以引出，无论 EMG 的波幅和潜伏期如何改变，都建议直接关颅，术后给予患者药物治疗和功能训练，密切随访面神经功能的恢复程度，并定期进行神经电生理学评估。

四、听神经瘤术后面瘫的处理

听神经瘤术后面瘫的处理方案制订取决于多方面因素，重点需评估面神经的解剖完整性、面瘫已发生的时长、面瘫的严重程度及神经电生理检测结果等，并结合患者的自我意愿进行综合评估。对于听神经瘤术中明确发生面神经解剖离断且未行一期重建的面瘫患者，应尽早进行神经替代移植术。无法确认面神经解剖完整性是否保留的面瘫患者，由于面神经损伤机制的不同，可呈现两种不同的临床过程。第一种是由于肿瘤切除过程中面神经受到了直接损伤（如牵拉、热损伤及部分断裂等），此类患者的面瘫通常表现为早期发生、程度较重（HB 分级 V～Ⅵ级）且预后不佳，需采用手术干预。另一种为迟发性（术后数天至 1 个月出现），症状逐渐加重，在数周或数月内可恢复至正常或接近正常（HB 分级Ⅰ～Ⅱ级），呈一过性表现，文献报道的发生率为 2%～41%；导致此类面瘫的原因可能包括膝状神经节内病毒的再激活、神经供血穿支动脉痉挛、面神经迷路段的迟发性水肿及蛛网膜下隙的无菌性炎症等，而非术中对面神经的直接损伤；糖皮质激素、抗病毒和血管活性药物可能使患者获益。

然而，对于具体的听神经瘤术后面瘫患者，临床上很难区分上述两种情况，此时，面瘫存在的时长和严重程度对治疗方案的选择起决定性的作用。术后早期的面瘫患者应进行药物治疗和随访，结果不佳时应考虑行神经替代移植手术。关于随访的时程和手术时机的选择，以往的观点普遍认为是术后随访 1 年无明显恢复时可选择手术治疗，但面肌失支配的时长增加又会影响替代移植手术的疗效。参照最近的研究结果，听神经瘤术后随访 6 个月时，对于仍表现为 HB V～Ⅵ级或改善未超 1 级的重度面瘫患者，即应尽早行神经替代移植手术。对于随访时间 > 6 个月的重度面瘫患者，神经替代移植手术仍可能使患者获益。但随着损伤时程的延长，可能出现损伤远端的残留神经组织降解、神经肌肉接头失活及面肌萎缩等不可逆性改变，导致神经替代移植手术效果不佳。因此，目前多数观点认为，神经替代移植术的有效干预时间窗不应超过术后2年。

病程＞2年的重度面瘫患者，应重点评估肌肉的萎缩程度和残存活力。可对各区域面肌进行针极EMG检测，以插入电位阳性作为面肌活力尚存的依据。对于EMG阳性区域，可对相应的面神经分支进行替代移植；对于EMG无反应的区域，则提示面肌无神经再支配可能，可行肌肉的移植重建。随着病程继续延长，患者可出现面部肌肉萎缩，神经电生理检查往往提示全面部EMG均无反应。此时，面肌的失活是永久性的，故手术时机无特定要求，根据患者的意愿即可。目前常用的肌肉移植重建术式包括：部分颞肌翻转悬吊、分期的跨面神经移植加股薄肌游离肌瓣移植、股薄肌游离肌瓣移植后咬肌神经一期再支配等。长期中度面瘫（HB Ⅲ～Ⅳ级）且无改善的患者，表现为双侧面容的不对称，面肌尚有活动但又受限，同时又可存在患侧鼻唇沟、眼裂、口裂的加深、局部肌肉紧绷僵硬以及联带运动等痉挛性症状。上述弛缓性和痉挛性症状构成了所谓的面瘫后遗症。对于弛缓性症状，可根据患者意愿，对局部区域行静态修复，例如针对眼部的提眉术、睑缘缝合术、眦成形术，以及针对中下面部的阔筋膜张肌悬吊术加除皱术等。痉挛性症状可通过对损伤部位或以远的面神经节段行外膜和束膜的松解来改善，也可行肉毒素局部注射。

推荐意见：听神经瘤术后面瘫患者，如果确认面神经已经断裂，则应尽早行神经替代移植手术。相反如果面神经存在解剖保留，则应给予药物治疗及康复治疗至少6个月，并随访评估面神经功能恢复程度，如果此时面瘫仍然为HB Ⅴ～Ⅵ级，且未见明显恢复，则应选择神经替代移植手术，如果面瘫为HB Ⅰ～Ⅳ级，则应继续给予药物治疗及康复治疗至12个月，然后根据临床和神经电生理学检查结果决定是否需要辅助整形类外科手术。对于病程＞2年的听神经瘤术后面瘫患者，首先需要进行插入电位检查来明确面肌萎缩程度，若插入电位阳性则可以选择神经移植类手术；若插入电位阴性，则只能选择肌肉移植类或混合型功能重建类手术。对于听神经瘤术后出现痉挛性面瘫后遗症的患者，应尽早进行面神经松解术缓解痉挛性症状，然后再辅助给予其他合适的功能重建方案。综上所述，听神经瘤围手术期面瘫防治是一个复杂的系统工程，不仅需要在听神经瘤切除过程中尽最大可能保护面神经的功能完整，还需要能够实时准确评估面瘫的程度，并准确掌握各类面瘫治疗方案的适应证和可能预后，以期为面瘫患者选择最佳的个体化治疗方案。

（李世亭　上海交通大学医学院附属新华医院）

参考文献

[1] 中华医学会神经外科学分会功能神经外科学组，中国医师协会神经外科医师分会功能神经外科学组 . 听神经瘤围手术期面瘫防治中国专家共识 [J]. 中华神经外科杂志，2021，37（5）：443-436

[2]Rahimpour S，friedman AH，fukushima T，et al. microsurgical resection of vestibular schwannomas：complication avoidance[J]. J Neurooncol，2016，130（2）：367-375.

[3] 钟平，周良辅 . 前庭神经瘤 // 周良辅 . 现代神 / 经外科学（第 2 版）[M]. 上海：复旦大学出版社，2015：641-650.

[4] 于春江，任铭 . 听神经瘤 // 王忠诚 . 王忠诚神经外科学（第 2 版）[M]. 武汉：湖北科学技术出版社，2015：555-570.

[5] 党静霞 . 针电极肌电图 // 党静霞 . 肌电图诊断与临床应用（第 2 版）[M]. 北京：人民卫生出版社，2018：101.

第六章

舌下神经移植修
复周围性面瘫

一、病史介绍

患者男性，42 岁，入院前 6 个月出现右侧听力下降伴面部麻木至外院就诊，头颅 MRI 提示右侧听神经瘤，当即行右侧乙状窦后入路听神经瘤切除术。术后即出现右侧眼睑闭合不全、抬眉无力、右侧口角下歪、鼓腮漏气等症状，右侧听力无改善，右侧面部麻木好转。此后患者至当地医院予以中药外敷、针灸等治疗，但自觉右侧面瘫症状无明显缓解。门诊拟"右侧周围性面神经麻痹（听神经瘤术后）"收治入院。

二、术前评估

1. 临床评估

（1）常规神经系统检查：患者神志清楚，言语清晰，定时定向正常，计算力正常。双眼活动自如，无眼震，无凝视，双侧瞳孔等大等圆，直径 2.5mm，直接间接对光反射正常。右侧听力粗测基本丧失。双侧面部针刺觉正常对称。转颈及耸肩正常，颈软，克氏征、布氏征阴性。四肢肌力肌张力正常，肢体针刺觉正常对称。位置觉及运动觉正常，闭目难立征（−），双侧指鼻试验、跟膝胫试验正常，直线行走正常。

（2）面神经功能检查：静息状态下，双侧面部不对称，右侧鼻唇沟较浅，右侧口角下歪；运动状态下，右侧额纹消失，右眼最大力无法闭合，Bell 征（＋），右侧口角运动明显受限，鼓腮吹气时右侧口角漏气，伸舌居中，HB 分级 5/6（图 6-1）。

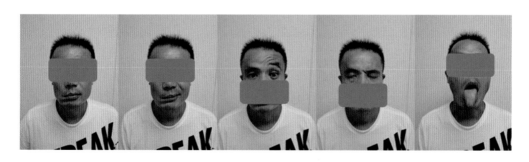

图 6-1　术前患者面容

2. 影像学评估　入院后完善颞骨薄层 CT 和头颅增强核磁共振检查。

（1）颞骨薄层 CT：右侧乙状窦后开颅后表现，右侧内听道扩大，面神经管骨性结构未见明显异常（图 6-2）。

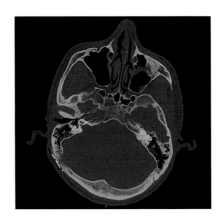

图 6-2　术前颞骨薄层 CT

（2）头颅增强核磁共振：右侧内听道内高信号影，右侧桥小脑角内无肿瘤残余，也未见明显面听神经束走行。右侧岩骨面神经管走行区域未见明显异常信号（图 6-3）。

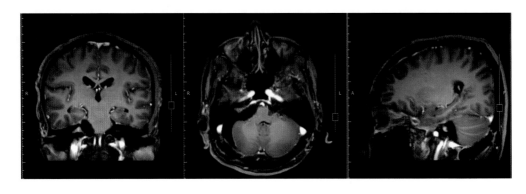

图 6-3　术前头颅增强 MRI

3. 电生理学评估　患者入院后完善面神经传导测定、瞬目反射、肌电图、F 波、异常肌反应 AMR 等神经电生理检查，结果如下：

（1）神经传导：右侧额肌 CMAP 波幅下降了 100%、眼轮匝肌 CMAP 波幅下降了 50%、颧肌 CMAP 波幅下降了 43%、口轮匝肌 CMAP 波幅下降了 95%、降口角肌 CMAP 波幅下降了 95%。

（2）瞬目反射：右侧未诱发。左侧 R1、R2 及 R2'潜伏期正常范围。

（3）肌电图：右侧面神经部分支配肌主动募集反应呈单纯/单纯混合相。插入电位各肌肉均存在。

（4）F 波：右侧未引出，左面神经 F 波正常引出，潜伏期及出现频率正常范围。

（5）异常肌反应 AMR：双侧均未引出。

三、治疗方案与手术要点

根据患者的病程、临床症状体征、神经电生理检查、影像学检查结果，结合患者意愿，采取舌下神经 – 面神经替代移植手术方案，以期修复面神经功能。

手术步骤如下：

1. 体位、切口和电生理监测　患者取平卧位，患肩用一沙袋垫高，头转向健侧，尽量伸展患侧颈部，宽胶带固定头部。耳后稍作备皮。将患侧耳廓牵向前方固定。可扪及的骨性标志为乳突尖和下颌角，可扪及的软组织标志为胸锁乳突肌前缘，常可见颈外静脉斜跨胸锁乳突肌走行，二腹肌后腹的投影大致为乳突尖与下颌角连线，面神经颅外段主干和舌下神经主干远端分别位于该连线的上端前方和下端后方。将上述结构均一一标记。从乳突后沟至下颌角做一略带弧度的连线，即为皮肤切口。可见该切口跨越胸锁乳突肌前缘和颈外静脉，并以二腹肌后腹为显露的核心。对患侧额肌、眼轮匝肌、颧肌、口轮匝肌、降口角肌和舌肌置入针状记录电极，做好电生理监测准备（图 6-4）。

2. 分离颈部软组织　切开皮肤、皮下组织和颈浅筋膜，沿标记探查颈外静脉，予以结扎后离断，通常在颈外静脉上方 1cm 左右可显露耳大神经，一般应予以充分游离后保留（此例耳大神经细小故未予保留）。继续切开胸锁乳突肌表面的封套筋膜（颈深筋膜浅层），显露肌纤维，并沿此间隙向前分离，直至胸锁乳突肌前缘（图 6-5）。

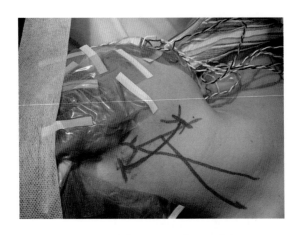

图 6-4　体位、切口和电生理监测

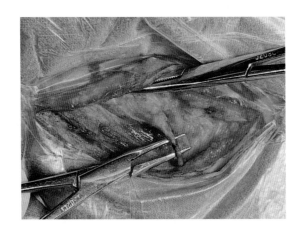

图 6-5　切开颈浅筋膜，电凝颈外静脉

对胸锁乳突肌的乳突段肌腱做一 2cm 横向切口，骨膜下剥离肌腱，将胸锁乳突肌向后牵开。此时可显露出沿乳突后沟走行的二腹肌后腹的上端，沿其走行方向进一步分离颈深筋膜，直至完全显露并游离二腹肌后腹。置入两把乳突牵开器，分别固定前方的腮腺和后方的胸锁乳突肌，使二腹肌后腹位于术野中心（图 6-6）。

3. 暴露舌下神经　用橡皮吊带将二腹肌后腹牵向前方，其下端与茎突舌骨肌相交处，为舌下神经远端相对固定的走行部位，分离此处筋膜，便可较轻易地显露舌下神经（图 6-7）。当显露困难时，可借助术中神经电生理的指引。注意此处往往有数支静脉纵横交错，应尽量予以保留。从该处继续向远端显露约 1cm 即可见舌下神经主干形成分叉进入各舌肌内，此为所取舌下神经主干的最远端。随后逆向

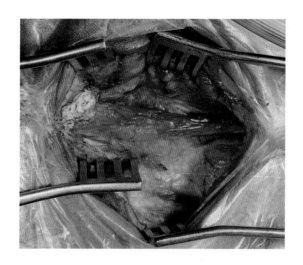

图 6-6　向前后分别牵开腮腺和胸锁乳突肌，显露二腹肌后腹

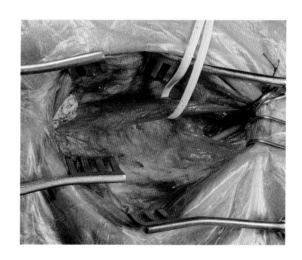

图 6-7　显露舌下神经远端

暴露舌下神经近端，直至颈襻上根（舌下神经降支）起始部，通常以该处作为所取舌下神经主干的最近端。当颈襻上根起始部位置较低而导致舌下神经主干上翻的长度有限时，可切断颈襻上根，增加舌下神经长度，以确保无张力与面神经吻合。从舌下神经浅层跨行的血管应尽可能予以保留（图 6-8）。

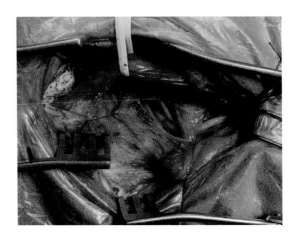

图 6-8　逆向显露舌下神经近端

4. **暴露面神经**　将二腹肌后腹牵向后方，术野聚焦于乳突尖、二腹肌后腹上端附近的腮腺后壁。低功率电凝并切开此处腮腺筋膜，血管钳钝性分离腮腺组织（图 6-9），通常可较容易显露此处的面神经颅外段主干。随后顺其长轴向远端分离直至面神经分叉部（图 6-10）。若面神经主干较短时，可磨除部分乳突尖，增加至茎乳孔的近端长度。修剪面神经周围的腮腺组织，增加面神经向下翻转的自由度。面神经伴行的耳后动脉分支尽可能予以保留。用橡皮吊带对面神经进行标记（图 6-11）。

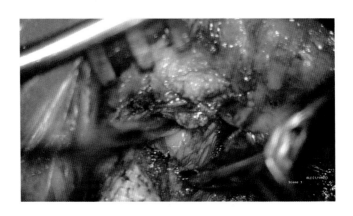

图 6-9　切开腮腺后壁并钝性分离

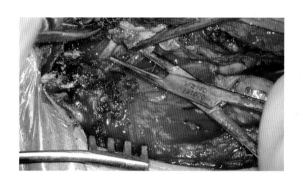

图 6-10 显露面神经颅外段主干并向远端分离至分叉部

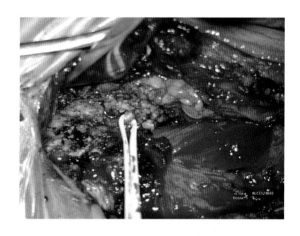

图 6-11 橡皮吊带标记面神经

5. 神经离断和吻合 于舌下神经远端分叉部锐性离断神经（图 6-12），并从二腹肌后腹深面向上翻转至腮腺区域，注意翻转时应保持在神经走行原有层面，避免被浅层的血管、筋膜和肌肉束缚而损失长度。贴近茎乳孔锐性离断面神经，将其下翻。将两根神经的断端对接，衬以湿润明胶海绵或橡皮片（图 6-13）。高倍镜下，首先对神经断端进行修剪，剔除多余结缔组织，使断面齐平，随后用 9-0 prolene 缝线进行端 - 端吻合。先分别在 0 点和 6 点位置缝合神经外膜（图 6-14、图 6-15），随后在 2 点、4 点、8 点和 10 点位置缝合（图 6-16、图 6-17）。根据需要可适当增加缝合针数。最后用人工鞘管包裹吻合口（图 6-18、图 6-19）。

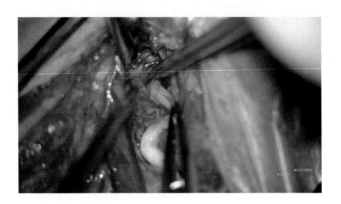

图 6-12　锐性切断舌下神经远端

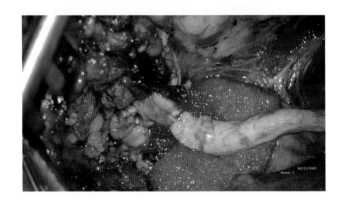

图 6-13　切断面神经并下翻，两神经断端对接

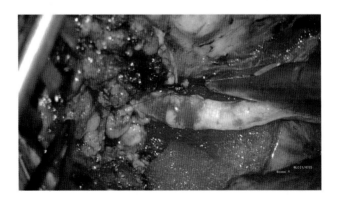

图 6-14　缝合 0 点位置

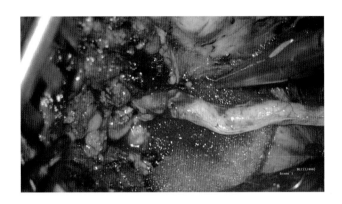

图 6-15　缝合 6 点位置

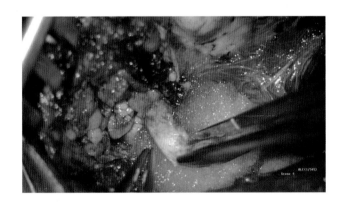

图 6-16　缝合 2 点和 4 点位置

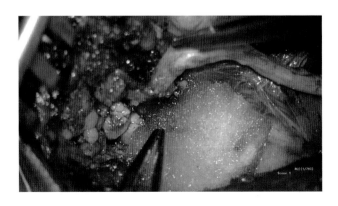

图 6-17　缝合 8 点和 10 点位置

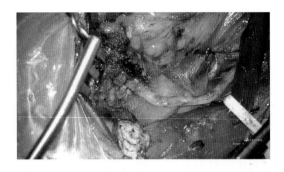

图 6-18　断断吻合完毕，吻合口无张力

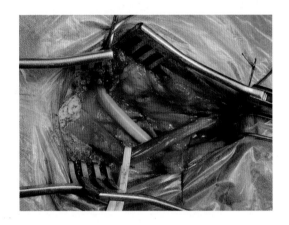

图 6-19　人工鞘管包裹吻合口和整体术野

6. 缝合切口　检查术野无渗血后，逐层缝合筋膜和肌肉，将胸锁乳突肌解剖复位，最后缝合皮下组织和皮肤（图 6-20）。

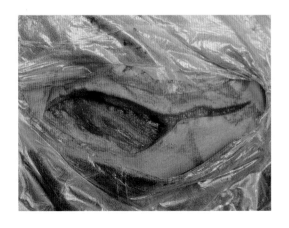

图 6-20　缝合切口

四、术后随访与疗效分析

患者术后 3 个月、6 个月、9 个月、1 年均遵嘱返院随访，3 个月时面容较术前变化不大，6 个月时面容出现明显改善，1 年基本稳定（图 6-21）。静态面容下，患者左右面部基本对侧，已无术前的鼻唇沟消失和口角下垂表现。动态面容下，各表情动作均较术前有明显改善，尤其是闭眼已可闭合，故 HB 分级已改善至 3/6。抬眉恢复较差。伸舌时偏向右侧，右侧舌体可见萎缩。患者自觉言语和进食有一定程度的影响。

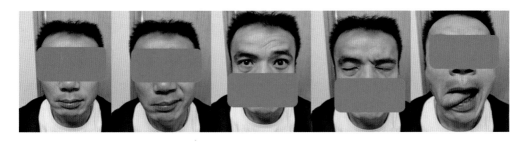

图 6-21　术后 1 年患者面容

术后 1 年神经电生理检查，结果如下：

1. 神经传导　右侧额肌 CMAP 波幅下降了 90%、眼轮匝肌 CMAP 波幅下降了 20%、颧肌 CMAP 波幅下降了 15%、口轮匝肌 CMAP 波幅下降了 40%、降口角肌 CMAP 波幅下降了 65%。

2. 瞬目反射　右侧未诱发。左侧 R1、R2 及 R2' 潜伏期正常范围。

3. 肌电图　右侧面神经部分支配肌主动募集反应呈混合相。插入电位各肌肉均存在。右侧舌肌主动募集反应呈单纯相。

4. F 波　右侧未引出，左面神经 F 波正常引出，潜伏期及出现频率正常范围。

5. 异常肌反应 AMR　双侧均未引出。

分析患者术后恢复情况，有几点提示：①面神经功能一般从术后 6 个月左右开始恢复，与文献报道的神经轴突再生速率和时程吻合；②面神经功能恢复程度可从术前的 HB 5/6 或 6/6 提升至 3/6，符合术前预期和文献报道；③面神经不同分支所支配的面肌区域，其恢复程度也有不同，眼轮匝肌、颧肌和口轮匝肌等面中部区域肌群恢复较好，而额肌恢复较弱，这可能与面神经周围分支之间吻合程度的不同有关，颧支和颊支吻合广泛，而支配额肌的颞支很少参与吻合，故各自的功能储备存在差异；④术侧舌肌功能明显受损、舌肌萎缩存在，对患者日常生活有一定程度的影响，这是经典舌下神经－面神经替代移植术必然存在的弊端。

（唐寅达　上海交通大学医学院附属新华医院）

五、专家点评

舌下神经－面神经替代移植术是面神经修复术中非常重要的一项术式，至今已有100多年的历史，目前全世界各临床中心仍在广泛使用该术式或其各种改良，证明其具有的临床价值。该术式适用于各种原因造成的面神经近端损伤或不可及、而颅外段主干远端完好的重度面瘫患者，临床最为典型的案例即为听神经瘤术后导致的医源性周围性面瘫，也可用于自发性面瘫、中枢性面瘫等其他各种病例，禁忌证较广。该术式将舌下神经主干作为面肌再支配的供体神经，具有供体神经纤维量充足、供体与受体神经粗细相近、解剖部位相邻等优势，近期研究还提示其中枢重塑方面也存在优势。术侧舌肌功能的损伤是该术式难以避免的弊端，历史上各种改良术式以及其他供体神经的提出，均是为了规避这一缺陷，但依然无法做到完美。如何最大程度确保面神经修复，同时减少供体神经带来的功能损伤，仍是该领域有待攻克的话题（具体可见第四章）。

与其他面瘫修复技术一样，运用该术式时，应做好充分的术前评估。包括病史、查体、影像学和神经电生理检查等。病史中应考量确切的病程长短，特殊的既往病史和治疗史，过长的病程以及既往头面部恶性肿瘤放化疗史均可能导致面神经主干萎缩变性而使得手术无法进行（对病程的讨论具体可见第三章）。查体时应在征得患者知情同意后进行面部录像，作为疗效随访的依据。应包含静态面容和动态面容，后者应囊括各种面部动作，并及时进行量表记录（具体可见第一章）。影像学需包括薄层高分辨率的颞骨CT和头颈部MRI，全面显示面神经走行中的各个区域。若发现肿瘤等导致面瘫的病因存在遗漏或尚未解除，则需考虑同时进行面瘫的对因治疗（详见本书后续各章节）。神经电生理检查包括面神经传导测定、瞬目反射、肌电图、F波和异常肌反应 AMR 等（具体可见第二章）。完善术前评估后，应与患者及其家属做充分沟通，了解患者本人意愿后决定治疗方案。

　　舌下神经 - 面神经替代移植术的手术关键在于实现无张力且齐整的端 - 端吻合。为实现该目的，充分但又不过度的解剖暴露是重要环节。术者应对颈部的解剖层次有深刻的认识，同时对头颈外科的基本操作技术有所掌握。切口可取耳前或耳后，本中心采用耳后切口，原因在于本术式并不需要向前方做过多暴露，也避免了耳前切口的美观问题。对筋膜、肌肉等软组织的分离完全按照解剖层次进行，可保持术野清晰无血，对软组织充分保护，也利于关闭切口时的解剖复位。充分显露并游离二腹肌后腹为手术的重要步骤，因为舌下神经和面神经的显露均基于此。本中心对舌下神经的显露，从其远端开始，此方法有别于一般文献报道的充分打开颈动脉鞘、从近端开始的方法，实践表明更为高效、便捷。因为舌下神经主干走行变异极大，可位于颈动脉鞘的浅层或深面，可位于颈内静脉的前方或后方，若从近端开始，须广泛打开颈动脉鞘，过多的操作增加了手术风险和时间。而我们发现，舌下神经远端的位置极为恒定，总是位于二腹肌后腹和茎突舌骨肌相交处。对此处的筋膜稍做钝性分离，并可利用术中电生理监测辅助，便可轻松暴露舌下神经远端。随后沿着神经逆向分离即可快速显露主干近端，同时对周边神经血管不做过多骚扰。面神经颅外段主干的定位和暴露，文献中也有各种方法。本中心利用的定位标志主要为二腹肌后腹上端的前缘。因为该处对应乳突二腹肌沟的前缘，即茎乳孔所在。虽然茎乳孔被乳突尖骨质遮挡，但面神经主干经其穿出后，随即进入附近的腮腺内，因此只需切开二腹肌后腹上端前缘所对的腮腺后壁，即可恒定地暴露出此段面神经主干。另外，进入腮腺内的耳后动脉通常在此区域与面神经主干呈90°交叉，并位于其浅层，也可作为可靠的定位标志。两根神经暴露之后，最大程度增加它们的游离度，是实现无张力吻合的另一重要环节。为此有两种方法，一是进一步增加远端和近端的显露来增加长度，二是避免神经翻转过程中其他组织的牵扯。对于舌下神经而言，从初始的暴露部位可进一步向远端增加约 1cm 左右的显露，直至舌下神经主干散开呈分叉状；若长度不够时，还可牺牲颈襻上根以增加近端的长度；翻转舌下神经时，须保持在原有层面内，不可跨越其浅层的小血管或筋膜束以免损失长度。对于面神经，同样应向远端分离至分叉部，近端按需可进一步磨除部分乳突尖直至茎乳孔；修剪剔除下翻路径上的腮腺组织以获得最大游离长度。在上述各种技术确保无张力的前提下，对位均匀齐整的端–端吻合是决定疗效的最终步骤。该步操作应将显微镜调至高放大倍率。首先修剪神经断端，剪除多余的神经外膜结缔组织，使得切缘平整。缝线采用9-0或10-0 Prolene线。吻合的层次，究竟是神经外膜还是神经束膜，文献存在争议。本中心认为，无论缝合在哪一层膜性结构，目的都是希望神经纤维断面能充分且适当对接。考虑到神经外膜较神经束膜缝合更为确切牢靠，因此我们采取神经外膜缝合法。缝合的顺序，如前文所述，先在相对的0点和6点处缝合两针，随后在背侧和腹侧分别各缝合两针，完成均匀分布的6处缝合，根据需要可适当增加针数。打结的力度要适当，太松太紧均不利于吻合口神经再生，这需要术者长期的显微吻合操作经验。最后的神经鞘管包裹步骤可对吻合口起到很好的固定作用，并防止周边组织粘连对吻合口造成的不利影响。

综上所述，舌下神经–面神经替代移植术是广泛用于面瘫修复的经典术式。对其禁忌证和操作细节的掌握，是开展其他改良术式的基础和前提。

（唐寅达　上海交通大学医学院附属新华医院）

（李世亭　上海交通大学医学院附属新华医院）

第七章

舌下神经与颈神经联合神经
移植修复周围性面瘫

病例 1：

一、病史介绍

患者女性，64 岁，入院前 6 个月出现左侧听力下降、耳鸣伴头晕至外院就诊，头颅 MRI 提示左侧听神经瘤，当即行左侧乙状窦后入路听神经瘤切除术。术后即出现左侧眼睑闭合不全、抬眉无力、左侧口角下歪、鼓腮漏气等症状，左侧听力无改善，并出现左侧面部麻木。此后患者至外院予以中药、针灸等对症治疗，但左侧面瘫症状无缓解。门诊拟"左侧周围性面神经麻痹（听神经瘤术后）"收治入院。

二、术前评估

1. 临床评估

（1）常规神经系统检查：患者神志清楚，言语清晰，定时定向正常，计算力正常。双眼活动自如，无眼震，无凝视，双侧瞳孔等大等圆，直径 2.5mm，直接间接对光反射正常。左侧听力粗测基本丧失。左侧面部针刺觉下降。转颈及耸肩正常，颈软，克氏征、布氏征阴性。四肢肌力肌张力正常，肢体针刺觉正常对称。位置觉及运动觉正常，闭目难立征（−），双侧指鼻试验、跟膝胫试验正常，直线行走正常。

（2）面神经功能检查：静息状态下，双侧面部不对称，左侧鼻唇沟消失，左侧口角下歪；运动状态下，左侧额纹消失，左眼最大力无法闭合，Bell 征（＋），左侧口角运动明显受限，鼓腮吹气时左侧口角漏气，伸舌居中，HB 分级 5/6（图 7-1）。

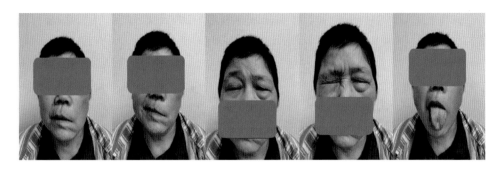

图 7-1　术前患者面容

2. 影像学评估　入院后完善颞骨薄层 CT 和头颅增强核磁共振检查。

（1）颞骨薄层 CT 可见：左侧乙状窦后开颅后表现，左侧内听道扩大，面神经管骨性结构未见明显异常（图 7-2）。

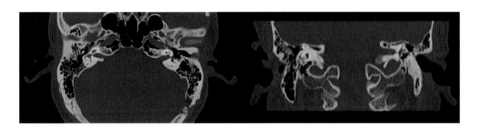

图 7-2　术前颞骨薄层 CT

（2）头颅增强核磁共振可见：左侧内听道内高信号影，左侧桥小脑角内无肿瘤残余，也未见明显面听神经束走行。左侧岩骨面神经管走行区域未见明显异常信号（图 7-3）。

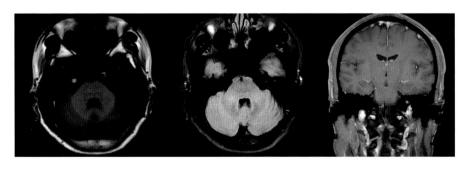

图 7-3　术前头颅增强 MRI

3. 电生理学评估　患者入院后完善面神经传导测定、瞬目反射、肌电图、F波、异常肌反应 AMR 等神经电生理检查，结果如下：

（1）神经传导：左侧额肌 CMAP 波幅下降了 100%、眼轮匝肌 CMAP 波幅下降了 45%、颧肌 CMAP 波幅下降了 80%、口轮匝肌 CMAP 波幅下降了 90%、降口角肌 CMAP 波幅下降了 95%。

（2）瞬目反射：左侧未诱发。右侧 R1、R2 及 R2' 潜伏期正常范围。

（3）肌电图：左侧面神经部分支配肌主动募集反应呈单纯 / 单纯混合相。插入电位各肌肉均存在。

（4）F波：左侧未引出，右面神经 F 波正常引出，潜伏期及出现频率正常范围。

（5）异常肌反应 AMR：双侧均未引出。

三、治疗方案与手术要点

根据患者的病程、临床症状体征、神经电生理检查、影像学检查结果，结合患者意愿，采取舌下神经与颈神经联合神经移植修复周围性面瘫，同时最大程度保留舌肌功能。

该术式在经典舌下神经 – 面神经替代移植术（详见第六章）的基础上进行了改良，增加了对颈襻上根（舌下神经降支，颈神经来源）的暴露及其与舌下神经远侧残端的端 – 端吻合。具体如下：

1. 体位、切口和电生理监测　患者取平卧位，患肩用一沙袋垫高，头转向健侧，尽量伸展患侧颈部，宽胶带固定头部。耳后稍做备皮。将患侧耳廓牵向前方固定。可扪及的骨性标志为乳突尖和下颌角，可扪及的软组织标志为胸锁乳突肌前缘，常可见颈外静脉斜跨胸锁乳突肌走行，二腹肌后腹的投影大致为乳突尖与下颌角连线，面神经颅外段主干和舌下神经主干远端分别位于该连线的上端前方和下端后方。将上述结构均一一标记。从乳突后沟至下颌角内前方 1 ~ 2cm 做一略带弧度的连线，即为皮肤切口。可见该切口跨越胸锁乳突肌前缘和颈外静脉，并以二腹肌后腹为显露的核心。对患侧额肌、眼轮匝肌、颧肌、口轮匝肌、降口角肌和舌肌置入针状记录电极，做好电生理监测准备（图 7-4）。

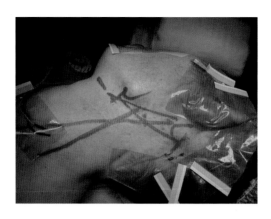

图 7-4　体位、切口和电生理监测

2. 分离颈部软组织　切开皮肤、皮下和颈浅筋膜，沿标记探查颈外静脉，予以结扎后离断，通常在颈外静脉上方 1cm 左右可显露耳大神经，一般应予以充分游离后保留（此例耳大神经细小故未予保留）。继续切开胸锁乳突肌表面的封套筋膜（颈深筋膜浅层），显露肌纤维，并沿此间隙向前分离，直至胸锁乳突肌前缘。对胸锁乳突肌的乳突段肌腱做一 2cm 横向切口，骨膜下剥离肌腱，将胸锁乳突肌向后牵开。此时可显露出沿乳突后沟走行的二腹肌后腹的上端，沿其走行方向进一步分离颈深筋膜，直至完全显露并游离二腹肌后腹。置入两把乳突牵开器，分别固定前方的腮腺和后方的胸锁乳突肌，使二腹肌后腹位于术野中心（图 7-5）。

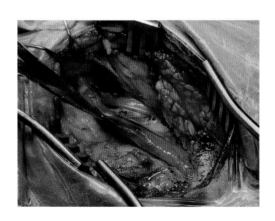

图 7-5　向前后分别牵开腮腺和胸锁乳突肌，显露二腹肌后腹

3. 暴露舌下神经　用橡皮吊带将二腹肌后腹牵向前方，其下端与茎突舌骨肌相交处，为舌下神经远端相对固定的走行部位，分离此处筋膜，便可较轻易地显露

舌下神经（图7-6）。当显露困难时，可借助术中神经电生理的指引。注意此处往往有数支静脉纵横交错，应尽量予以保留。从该处继续向远端显露约1cm即可见舌下神经主干形成分叉进入各舌肌内，此为所取舌下神经主干的最远端。

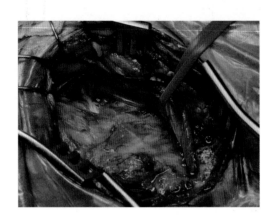

图7-6　于二腹肌后腹和茎突舌骨肌相交处显露舌下神经远端

4. 暴露颈襻上根　沿舌下神经主干走行，逆向暴露其近端，直至颈襻上根起始部，该处为重要标志，一是作为所取舌下神经主干的最近端，二是用作继续顺向暴露颈襻上根的起始点（图7-7）。

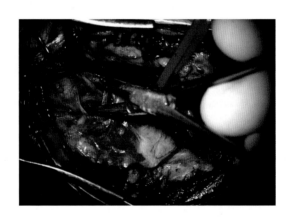

图7-7　逆向显露颈襻上根起始部

颈襻上根较为纤细，其分布层次存在较大变异，分离时应采用钝性和锐性相结合的方法，注意对神经纤维和周边血管的保护，从神经浅层跨行的血管均应尽可能予以保留。颈襻上根的走行方向，位于舌下神经主干的后方，与其大致呈30°左右夹角，故该方向所在皮缘应行有效牵开。颈襻上根所需暴露的长度，应满足转位后可无张力对接舌下神经远侧残端。因此，根据先前步骤确认的舌下神经可取长度，颈襻上根的暴露范围应较其增加 2 ~ 3cm（图 7-8）。

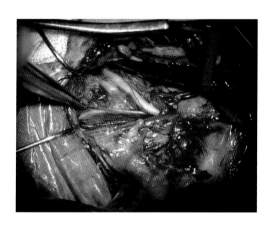

图 7-8　顺向显露颈襻上根

5. 暴露面神经　将二腹肌后腹牵向后方，术野聚焦于乳突尖、二腹肌后腹上端附近的腮腺后壁。低功率电凝并切开此处腮腺筋膜，血管钳钝性分离腮腺组织，此例可见耳后动脉分支，该血管恰垂直骑跨于面神经主干浅层，故可作为可靠的解剖标志，由此即可显露面神经主干（图 7-9）。

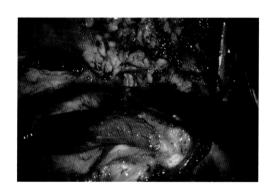

图 7-9　暴露腮腺内的耳内动脉和面神经主干

随后沿着面神经走行长轴，钝性分离周围的腮腺组织，增加显露长度（图 7-10）。修剪面神经周围的腮腺组织，增加面神经向下翻转的自由度。面神经伴行的耳后动脉分支尽可能予以保留。

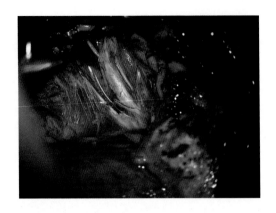

图 7-10　继续显露腮腺内面神经主干

　　该例患者面神经主干近端较早即发出多支分支，为增加主干近端的长度，咬除部分乳突尖，并剔除覆盖面神经近端的筋膜软组织，增加其近端显露范围（图7-11、图7-12）。

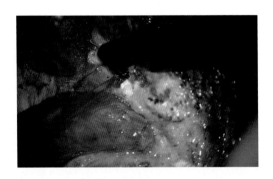

图 7-11　咬除部分乳突尖

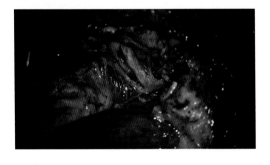

图 7-12　增加显露后的面神经主干

　　6. 颈襻上根 – 舌下神经端 – 端吻合　　首先进行颈襻上根（C_1 神经根）– 舌下神经端 – 端吻合。对颈襻上根远端行锐性离断（图 7-13），并将离断后的颈襻上根向前翻转至舌下神经附近。随后用 6-0 Prolene 缝线对舌下神经远端进行标记和固定，防止离断后远侧残端回缩入软组织内。在缝线标记处以近锐性离断舌下神经（图 7-14）。高倍镜下，对神经断端进行修剪，剔除多余结缔组织，使断面齐平，随后用 9-0 Prolene 缝线进行颈襻上根 – 舌下神经端 – 端吻合。根据具体情况，通常缝合 1 ~ 3 针，使两根神经的断面能平整对接（图 7-15）。最后用人工鞘管包裹吻合口（图 7-16）。

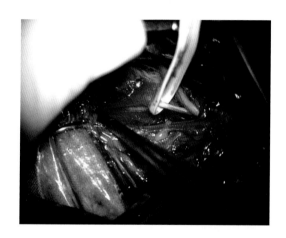

图 7-13　离断颈襻上根远端

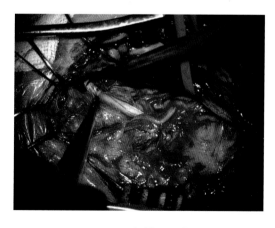

图 7-14　离断舌下神经

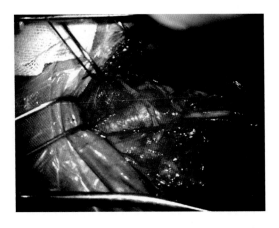

图 7-15　颈襻上根 – 舌下神经端 – 端吻合完成

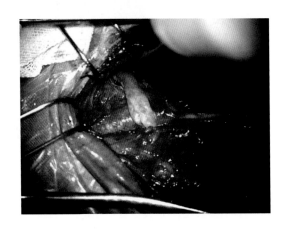

图 7-16　人工鞘管包裹吻合口

7. 舌下神经 – 面神经端 – 端吻合　将游离的舌下神经主干从二腹肌后腹深面向上翻转至腮腺区域，注意翻转时应保持在其走行原有层面，避免被浅层的血管、筋膜和肌肉束缚而损失长度。贴近茎乳孔锐性离断面神经，将其下翻。将两根神经的断端对接，衬以湿润明胶海绵或橡皮片。高倍镜下，首先对神经断端进行修剪，剔除多余结缔组织，使断面齐平，随后用 9-0 Prolene 缝线进行端 – 端吻合。先分别在 0 点和 6 点位置缝合神经外膜，随后在 2 点、4 点、8 点和 10 点位置缝合（图 7-17）。根据需要可适当增加缝合针数。最后用人工鞘管包裹吻合口（图 7-18）。

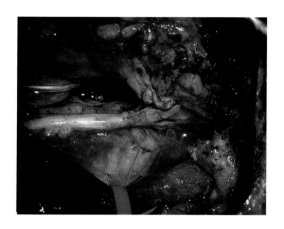

图 7-17　舌下神经 – 面神经端 – 端吻合完成

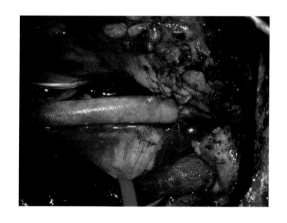

图 7-18　人工鞘管包裹吻合口

8. 缝合切口　检查术野无渗血后，逐层缝合筋膜和肌肉，将胸锁乳突肌解剖复位，最后缝合皮下和皮肤。

四、术后随访与疗效分析

患者术后 3 个月、6 个月、9 个月均遵医嘱返院随访，3 个月时面容较术前变化不大，6 个月时面容出现明显改善，9 个月时疗效稳定（图 7-19）。静态面容下，患者左右面部基本对称，已无术前的鼻唇沟消失和口角下垂表现。动态面容下，各表情动作均较术前有明显改善，尤其是眼睑已可闭合，故 HB 分级已改善至 3/6。

抬眉恢复较差。伸舌时，舌体可向两侧自由伸缩，未见明显舌体萎缩。患者自觉言语和进食无影响（图7-20）。

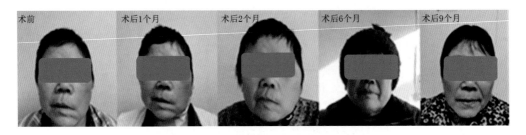

图 7-19　患者各时间段静态面容

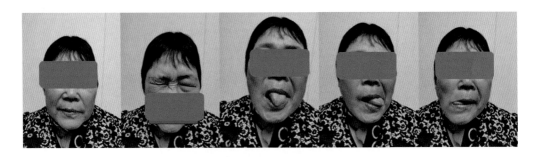

图 7-20　患者术后 9 个月面容及伸舌动作

术后 1 年神经电生理检查，结果如下：

1. 神经传导　右侧额肌 CMAP 波幅下降了 60%、眼轮匝肌 CMAP 波幅下降了 15%、颧肌 CMAP 波幅下降了 15%、口轮匝肌 CMAP 波幅下降了 35%、降口角肌 CMAP 波幅下降了 50%。

2. 瞬目反射　右侧未诱发。左侧 R1、R2 及 R2'潜伏期正常范围。

3. 肌电图　右侧面神经部分支配肌主动募集反应呈混合相。插入电位各肌肉均存在。右侧舌肌主动募集反应呈混合相。

4. F 波　右侧未引出，左面神经 F 波正常引出，潜伏期及出现频率正常范围。

5. 异常肌反应 AMR　双侧均未引出。

病例 2：

一、病史介绍

患者女性，66 岁，入院前 1 年因"右侧听神经瘤"于外院行乙状窦后入路听神经瘤切除术。术后即出现右侧眼睑闭合不全、抬眉无力、右侧口角下歪、鼓腮漏气等症状。此后患者至外院予以中药、针灸等对症治疗，但面瘫症状无缓解。门诊拟"右侧周围性面神经麻痹（听神经瘤术后）"收治入院。

二、术前评估

1. 临床评估

（1）常规神经系统检查：患者神志清楚，言语清晰，定时定向正常，计算力正常。双眼活动自如，无眼震，无凝视，双侧瞳孔等大等圆，直径 2.5mm，直接间接对光反射正常。右侧听力粗测基本丧失。右侧面部针刺觉下降。转颈及耸肩正常，颈软，克氏征、布氏征阴性。四肢肌力肌张力正常，肢体针刺觉正常对称。位置觉及运动觉正常，闭目难立征（−），双侧指鼻试验、跟膝胫试验正常，直线行走正常。

（2）面神经功能检查：静息状态下，双侧面部不对称，右侧鼻唇沟消失，右侧口角下歪；运动状态下，右侧额纹消失，右眼最大力无法闭合，Bell 征（+），右侧口角运动明显受限，鼓腮吹气时右侧口角漏气，伸舌居中，HB 分级 5/6（图 7-21）。

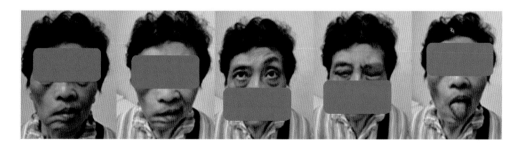

图 7-21　术前患者面容

2. 影像学评估　入院后完善颞骨薄层 CT 和头颅增强核磁共振检查。

（1）颞骨薄层 CT 可见：右侧乙状窦后开颅后表现，右侧内听道扩大，面神经管骨性结构未见明显异常（图 7-22）。

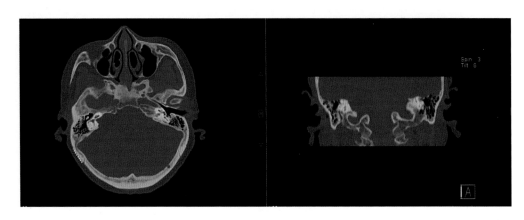

图 7-22　术前颞骨薄层 CT

（2）头颅增强核磁共振：右侧内听道内残留信号影，右侧桥小脑角内无肿瘤残余，也未见明显面听神经束走行。右侧岩骨面神经管走行区域未见明显异常信号（图 7-23）。

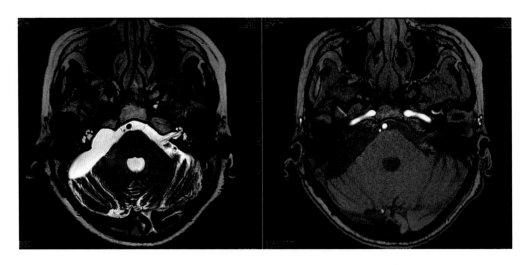

图 7-23　术前头颅增强 MRI

3. 电生理学评估　患者入院后完善面神经传导测定、瞬目反射、肌电图、F 波、异常肌反应 AMR 等神经电生理检查，结果如下：

（1）神经传导：右侧额肌 CMAP 波幅下降了 100%、眼轮匝肌 CMAP 波幅下降了 65%、颧肌 CMAP 波幅下降了 90%、口轮匝肌 CMAP 波幅下降了 95%、降口角肌 CMAP 波幅下降了 95%。

（2）瞬目反射：右侧未诱发。右侧 R1、R2 及 R2' 潜伏期正常范围。

（3）肌电图：右侧面神经部分支配肌主动募集反应呈单纯 / 单纯混合相。插入电位各肌肉均存在。

（4）F 波：右侧未引出，左面神经 F 波正常引出，潜伏期及出现频率正常范围。

（5）异常肌反应 AMR：双侧均未引出。

三、治疗方案与手术要点

根据患者的病程、临床症状体征、神经电生理检查、影像学检查结果，结合患者意愿，采取舌下神经与颈神经联合神经移植修复周围性面瘫，同时最大程度保留舌肌功能。手术步骤与病例 1 基本一致，个性化差异之处详见下述。

1. 耳大神经保留　当患者耳大神经较发达时，因在解剖软组织阶段注意保留该神经。其走行于胸锁乳突肌中段表面，与切口恰呈垂直交叉（图 7-24）。向两端分离足够长度使其与深部组织游离。在后续步骤中，该神经悬空于术野浅部，应用湿润明胶海绵覆盖保持湿润，并注意避免器械误伤（图 7-25）。

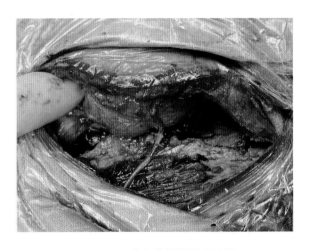

图 7-24　分离并保留耳大神经

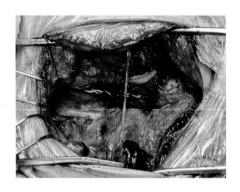

图 7-25　整体术野下的耳大神经

　　2. 舌下神经双针固定法　　舌下神经远端深藏于切口深部，为防止其回缩，必须在离断前进行 6-0 Prolene 缝线固定。使用双针固定法可避免神经断面扭转，使得吻合更加便利，同时可防止单针固定线不慎脱落而导致残端回缩的风险（图 7-26、图 7-27）。

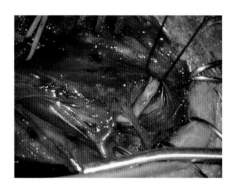

图 7-26　舌下神经远端缝合两针固定

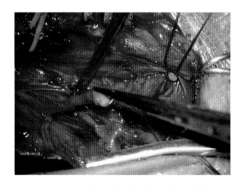

图 7-27　舌下神经残端保持原位，利于吻合

3. 颈襻上根双干吻合　该患者存在颈襻上根双干变异，为最大程度修复舌下神经功能，应将这两支颈神经纤维分别与舌下神经端－端吻合（图7-28、图7-29、图7-30）。

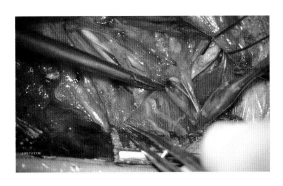

图 7-28　该例颈襻上根呈双干

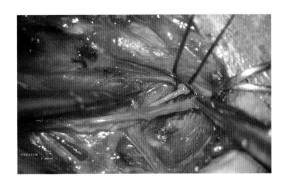

图 7-29　完成一支颈神经与舌下神经的端－端吻合

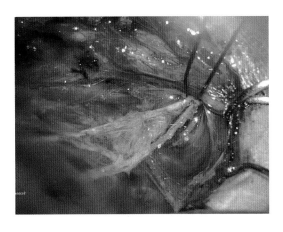

图 7-30　完成两支颈神经与舌下神经的端－端吻合

四、术后随访与疗效分析

患者术后 3 个月、6 个月、9 个月、12 个月均遵嘱返院随访，3 个月时面容较术前变化不大，6 个月时面容出现明显改善，9 个月时疗效稳定（图 7-31）。静态面容下，患者左右面部基本对侧，已无术前的鼻唇沟消失和口角下垂表现。动态面容下，各表情动作均较术前有明显改善，故 HB 分级已改善至 2/6。伸舌时，舌体可向两侧自由伸缩，未见明显舌体萎缩。患者自觉言语和进食无影响（图 7-32）。

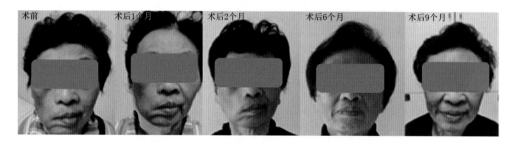

图 7-31　患者各时间段静态面容

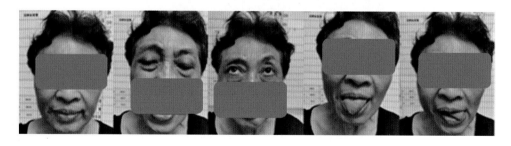

图 7-32　患者术后 12 个月面容及伸舌动作

术后 1 年神经电生理检查，结果如下：

1. 神经传导　右侧额肌 CMAP 波幅下降了 20%、眼轮匝肌 CMAP 波幅下降了 10%、颧肌 CMAP 波幅下降了 5%、口轮匝肌 CMAP 波幅下降了 10%、降口角肌 CMAP 波幅下降了 15%。

2. 瞬目反射　右侧未诱发。左侧 R1、R2 及 R2'潜伏期正常范围。

3. 肌电图　右侧面神经部分支配肌主动募集反应呈混合相。插入电位各肌肉均存在。右侧舌肌主动募集反应呈混合相。

4. F 波 右侧未引出，左面神经 F 波正常引出，潜伏期及出现频率正常范围。

5. 异常肌反应 AMR 双侧均未引出。

分析上述两例患者术后恢复情况，有几点提示：①舌下神经与颈神经联合神经移植术后的面神经功能恢复情况与经典单纯舌下神经 – 面神经吻合术基本一致，均从术后 6 个月左右开始恢复；HB 分级可恢复至 2/6 或 3/6；面神经不同分支所支配区域的恢复程度有所不同，额肌较其他面中部区域肌群恢复稍差；②舌下神经与颈神经联合神经移植术后的舌下神经功能保留情况明显优于单纯舌下神经 – 面神经吻合术，术侧舌肌功能未见明显受损，伸舌时舌体可向两侧运动，舌肌萎缩不明显，对患者日常生活无影响，这是联合术式的显著优势；③两例患者面瘫病程分别为 6 个月和 12 个月，术前 HB 均达 5/6，但术后分别恢复至 3/6 和 2/6，效果满意，提示听瘤术后面瘫患者进行舌下神经替代移植的疗效在一定时程内并不受面瘫病程长短的影响，当然术前应进行充分的临床、影像及电生理评估，排除手术禁忌。

（唐寅达 上海交通大学医学院附属新华医院）

五、专家点评

经药物治疗 6 个月无效的重度面瘫（HB 分级 V ~ VI）建议行外科干预。外科治疗包括神经类手术、肌肉类手术及混合手术，其中替代神经移植是目前临床上应用较广泛的手术方式，适用于面神经近端不可及的病例。替代神经移植主要包括舌下神经 – 面神经吻合术、咬肌神经 – 面神经吻合术、副神经 – 面神经吻合术、跨面面神经吻合术等，其中舌下神经 – 面神经吻合术最为经典，疗效最为确切。但术后出现的舌肌功能障碍及舌肌萎缩严重影响患者的进食与言语功能，这促使了历史上各种改良术式的开发和应用，但均存在弊端（详见第四章）。

1924 年 Frazier 首次报道了利用颈神经修复喉返神经的成功案例，颈神经移植术后患者未出现功能障碍。2018 年郑宏良团队用此术式成功治疗 39 例因甲状腺手术损伤喉返神经导致的单侧声带麻痹。此后还有许多类似报道，且均未出现颈神经离断相关的并发症。基于此，上海交通大学医学院附属新华医院李世亭教授团队提出改进的手术方式——舌下神经与颈神经联合神经移植术，即在传统舌下神经－面神经端－端吻合术的基础上，将颈襻上根（颈神经纤维 C_1）切断与舌下神经主干远端吻合，利用颈神经纤维重建舌下神经功能。大量临床实践及长期随访证实，该联合移植新术式保留了传统术式在面神经功能修复上的优势，同时也最大限度地避免了舌下神经功能的受损，并且未出现颈神经离断后相关的并发症，因此是该领域的重大技术突破。

从手术技术而言，该术式较传统术式新增了显露颈襻上根和颈襻上根－舌下神经端－端吻合这两个关键步骤，其余步骤基本同传统术式（详见第六章）。颈襻上根的显露，应从舌下神经主干发出颈襻上根之处出发，然后顺向进行。需注意的是，颈襻纤维非常纤细，且走行于颈部大小血管之间，故应在显微镜下仔细分离，保护神经和血管。有时在舌下神经主干较远端即可发现类似颈襻上根的发出部，应充分向近端继续探查，往往在更近端存在真正的颈襻上根起始部。参与吻合的颈神经纤维数量可能是决定舌肌功能恢复程度的重要因素。如病例 2 展示的，术中发现颈襻在下行过程中分为两支，同时切断这两支颈神经，并分别端－端吻合至舌下神经远端，术后舌肌功能恢复良好。进行颈襻上根－舌下神经端－端吻合时的外科技巧更为至关重要，在狭窄而深在的术野中，应做到充分的断面对接，这对术者的显微缝合技术存在一定挑战。

该联合移植新术式也揭示了以下神经生物学现象。①颈神经虽然属于脊神经，但可替代颅神经的功能；②颈襻包含的颈神经纤维数量远小于舌下神经本身，但舌肌功能依然能得到改善，提示有限的供体神经纤维数量就可实现舌肌功能的恢复；③支配舌肌运动的中枢神经传导通路，由术前的皮质脑干束转变为全新的皮质脊髓束，其一级和二级神经元也必然发生了相应的改变，其中二级神经元从脑干的舌下神经核运动神经元转变成了脊髓前角的运动神经元，这种转变在解剖学上存在较大跨度，但最终仍可获得良好的功能学恢复，提示了神经系统的高度可塑性，未来可通过 fMRI 等手段对上述神经生物学机制进行更深入的研究。

（唐寅达　上海交通大学医学院附属新华医院）

（李世亭　上海交通大学医学院附属新华医院）

第八章

面神经咬肌神经吻合修复周围性面瘫

一、病史介绍

患者女性，49 岁，入院前 14 个月前出现右侧听力下降至外院就诊，头颅 MRI 提示右侧听神经瘤，分别于 2016 年 6 月及 2017 年 10 月行右侧乙状窦后入路及颞下入路听神经瘤切除术。术后即出现右侧眼睑闭合不全、抬眉无力、右侧口角下歪、鼓腮漏气等症状，右侧听力无改善。此后患者分别接受中药外敷、针灸等治疗，但右侧面瘫症状无明显缓解。门诊拟"右侧周围性面神经麻痹（听神经瘤术后）"收治入院。

二、术前评估

1. 临床评估

（1）常规神经系统检查：患者神志清楚，言语清晰，定时定向正常，计算力正常。双眼活动自如，无眼震，无凝视，双侧瞳孔等大等圆，直径 2.5mm，直接间接对光反射正常。右侧听力丧失。双侧面部针刺觉正常对称。转颈及耸肩正常，颈软，克氏征、布氏征阴性。四肢肌力肌张力正常，肢体针刺觉正常对称。位置觉及运动觉正常，闭目难立征（-），双侧指鼻试验、跟膝胫试验正常，直线行走正常。

（2）面神经功能检查：静息状态下，双侧面部不对称，右侧鼻唇沟较浅，右侧口角下歪；运动状态下，右侧额纹消失，右眼最大力无法闭合，右侧口角运动明显受限，鼓腮吹气时右侧口角漏气，HB 分级 5/6 级（图 8-1）。

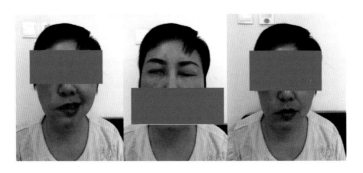

图 8-1　术前患者面容

2. 影像学评估（图 8-2、图 8-3）　术前行 MRI 检查明确原发病灶情况。检查显示原发灶得到全切并且无复发迹象。

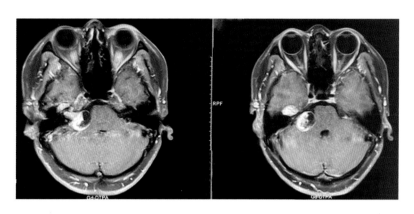

图 8-2　右侧听神经瘤切除术前情况

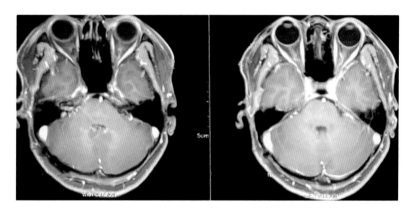

图 8-3　右侧听神经瘤全切除

3. 咬肌功能及颞颌关节功能评估　患者入院后通过体检及肌电图完善双侧咬肌神经传导测定以及颞颌关节功能检测，检测显示双侧咬肌功能及颞颌关节功能正常。

三、治疗方案与手术要点

根据患者的病程、临床症状体征、影像学检查结果，采取面神经咬肌神经吻合手术方案，以期修复面神经功能。

手术步骤如下：

1. 体位、切口　患者取平卧位，头转向健侧。耳屏前稍作备皮。将患侧耳廓牵向后方固定。以颧弓下缘为中心紧贴耳屏前做一 5～6cm 切口（图 8-4）。

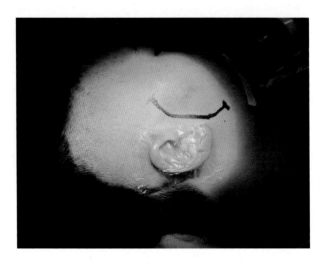

图 8-4　体位、切口

2. 暴露面神经分支及主干（图 8-5）　切开皮肤、皮下组织和浅筋膜及 SMAS 筋膜层，暴露位于耳屏前方及颧弓下缘下方的腮腺组织，切开腮腺组织浅层暴露位于其中的面神经各分支，面神经五大主要分支存在不同程度的变异，需要重点将颞支、颧支、颊支分别暴露并明确其汇合成为的面神经上干。对于下颌缘支及颈支由于重建其肌力会带来大面积联带运动，因此不做游离及吻合。

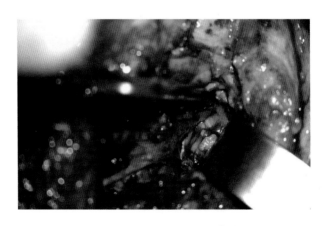

图 8-5　面神经上干及其分支：颧支及颊支

3. 暴露咬肌神经　咬肌神经是三叉神经第三支（下颌神经）的运动支，离开颞下窝后，在颧弓内侧、髁突前缘及翼外肌浅面穿过下颌切迹，并进入咬肌中层和深层之间，呈对角线方向指向口角下行，并进一步的分叉，发出分支进入咬肌的不同层次中，其主干的降支为其直接延续。术中术者于颧弓下缘切开咬肌浅层及中层，小心分离暴露位于咬肌中层及深层之间的咬肌神经，注意咬肌神经常伴行有血管，破裂出血后易影响术野导致咬肌神经损伤从而影响手术效果（图 8-6、图 8-7）。

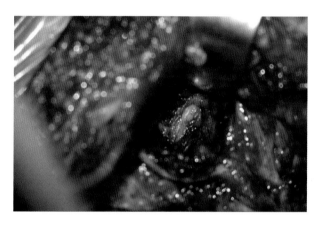

图 8-6　咬肌神经及分支

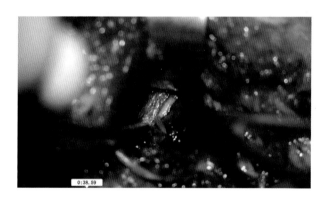

图 8-7　游离较粗大的咬肌神经分支

4. 面神经咬肌神经吻合　根据患者需求选择性切断面神经相应分支并旷置，使用湿棉片保护断端。向远颅端分离咬肌神经，尽可能将其一最粗大分支游离并离断。由于面神经及咬肌神经在颧弓下缘区域解剖位置接近，因此基本都不需要桥接神经进行吻合。将面神经断端与咬肌神经断端进行处理，将其外膜分离，然后沿束膜使用 9 ～ 10 个 0 的缝线进行端 – 端吻合 6 ～ 8 针。吻合必须遵从无张力原则如图 8-8 至图 8-10 所示。

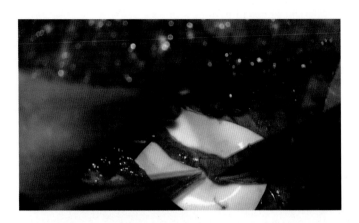

图 8-8　无张力端端对接面神经及咬肌神经，并处理断端外膜暴露束膜

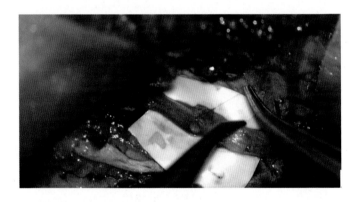

图 8-9　根据神经情况酌情分别行 6 ～ 8 针束膜缝合

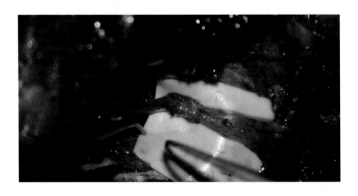

图 8-10　缝合结束后显示神经对接完好

5. 缝合切口　检查术野无渗血后，逐层缝合筋膜及腮腺组织，特别注意保护腮腺导管结构完整性，最后缝合皮下组织和皮肤（图 8-11）。

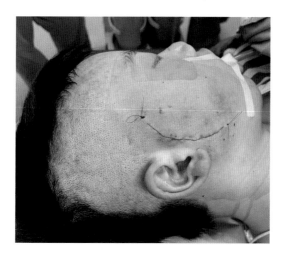

图 8-11　缝合切口

四、术后随访与疗效分析

患者术后 6 个月、12 个月、18 个月均遵嘱返院随访，6 个月时面容出现明显改善，1 年基本稳定（图 8-12）。静态面容下，患者左右面部基本对称，已无术前的鼻唇沟消失和口角下垂表现。动态面容下，各表情动作均较术前有明显改善，闭眼已可闭合，故 HB 分级已改善至 3/6 级。抬眉恢复较差。

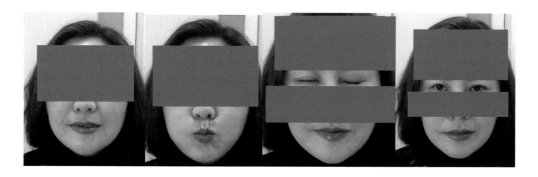

图 8-12　术后 1 年患者面容

（刘雪松）

五、专家点评

面瘫可引起面部外观异常、社交问题和心理障碍。目前，临床上可采用多种方法恢复周围性面瘫患者的面部对称性和运动功能，如神经吻合修复、神经移植、游离肌肉移植及各种联合手术。研究表明，供体神经的运动支配能力被认为是影响面部功能恢复的重要因素，与对侧面神经相比，舌下神经和三叉神经的分支——咬肌神经具有更强大的运动支配能力，单一神经供应即可实现较好的面部对称性的恢复和嘴角运动能力。面神经咬肌神经吻合术是治疗面瘫的一项重要术式，近20年来在世界范围得到了广泛的开展。该技术具有以下特点：①面神经和咬肌神经位置相邻，正常情况下能够和面神经远端直接端－端吻合，由于咬肌神经有效轴突数较多因此即便在一些特殊情况下需进行桥接修复也能获得不错的效果；②面神经咬肌神经吻合的疗效可靠稳定；③该术式术后并发症较轻。基于这些优点，该项技术被越来越多的临床医生所认可；④然而患者术后咬牙会带动口角形成"微笑"的同时，还会造成闭眼、皱眉等联带运动。患者进食咀嚼时，也会出现口角的活动。此类联带运动是该术式给患者带来的较为常见的困扰。针对这类联带运动，可以通过术后的康复训练，以及肉毒素注射治疗来缓解和减轻。

基于神经纤维数量的不同以及术后可能带来的联带运动，目前咬肌神经与面神经吻合主要选择一支咬肌神经分支与面神经分支进行端－端对接吻合，而将咬肌神经直接与面神经主干吻合临床应用较少。因此，上述术式更加适合应用于面神经分支损伤后的功能重建，同时该术式也经常作为面神经功能重建整体方案的一部分。

（刘雪松　四川大学华西医院）

（李世亭　上海交通大学医学院附属新华医院）

第九章

耳大神经桥接修复周围性面瘫

一、病史介绍

患者男性，68岁，入院前8个月出现右侧眼睑闭合不全、右侧口角下歪、鼓腮漏气等症状，自觉右侧听力稍下降，发病时无发热、口唇疱疹、耳后乳突区疼痛等病史。发病后患者至当地中医院就诊，给予中药外敷等治疗，但自觉症状无明显缓解。门诊拟"右侧周围性面神经麻痹"收治入院。

追问病史，患者既往4年每年均有1次类似发作，每次发作均在右侧，前次均于当地中医院给予中药外敷，症状均缓解。

二、术前评估

1. 临床评估

（1）常规神经系统检查：患者神志清楚，言语清晰，定时定向正常，计算力正常。双眼活动自如，无眼震，无凝视，双侧瞳孔等大等圆，直径2.5mm，直接间接对光反射正常。双侧听力粗测正常对称。双侧面部针刺觉正常对称。转颈及耸肩正常，颈软，克氏征、布氏征阴性。四肢肌力肌张力正常，肢体针刺觉正常对称。位置觉及运动觉正常，闭目难立征（−），双侧指鼻试验、跟膝胫试验正常，直线行走正常。

（2）面神经功能检查（图9-1）：静息状态下，双侧面部不对称，右侧鼻唇沟较浅，右侧口角下歪；运动状态下，右侧额纹消失，右眼最大力无法闭合，Bell征（＋），右侧口角运动明显受限，鼓腮吹气时右侧口角漏气，伸舌居中，HB分级5/6。

2. 影像学评估　入院后完善三维重建颞骨薄层CT和面神经增强核磁共振检查。

（1）三维重建颞骨薄层CT检查所见："右侧乳突气房气化程度差，右侧中耳、内耳骨质破坏，听小骨骨质破坏，中耳鼓室、内耳可见软组织影"（图9-2）。

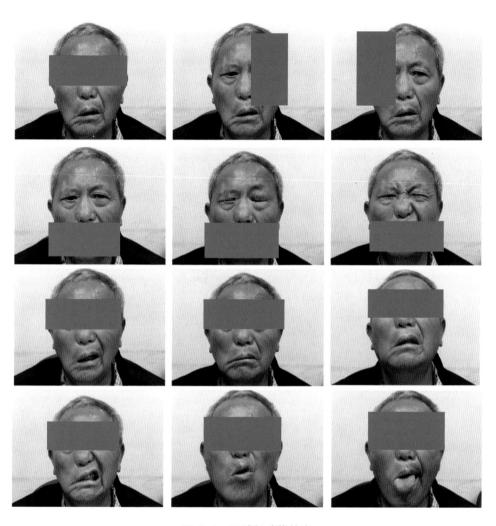

图 9-1 面神经功能检查

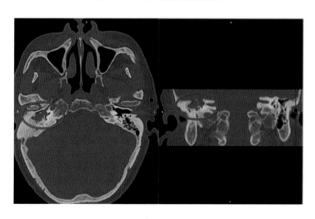

图 9-2 三维重建颞骨薄层 CT 检查

（2）面神经增强核磁共振（图 9-3）：检查所见：右侧中耳鼓室鼓窦区域卵圆形异常信号影，边缘欠光整，边界清楚，T_1WI 呈稍低信号，T_2 FLAIR 呈高信号，DWI 呈高低混杂信号，增强后边缘略有强化，与内耳结构分界不清。

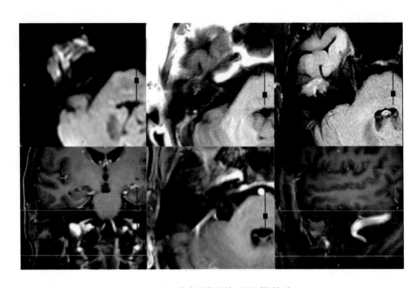

图 9-3　头部增强核磁共振检查

3. 电生理学评估　患者入院后完善面神经传导测定、异常肌反应 AMR、瞬目反射等神经电生理检查。

（1）面神经传导测定检查：右侧额肌 CMAP 波幅下降了 100%、眼轮匝肌 CMAP 波幅下降了 93%、口轮匝肌 CMAP 波幅下降了 97%、降口角肌 CMAP 波幅下降了 100%。

（2）面神经肌电图检查：左侧正常，右侧波形几乎消失（图 9-4）。

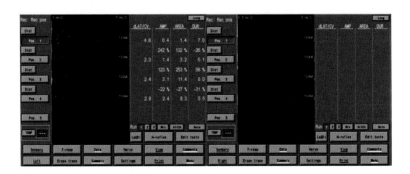

图 9-4　面神经肌电图检查，左图为左侧，右图为右侧

（3）右侧联带运动 AMR 检查：阴性（图 9-5）。

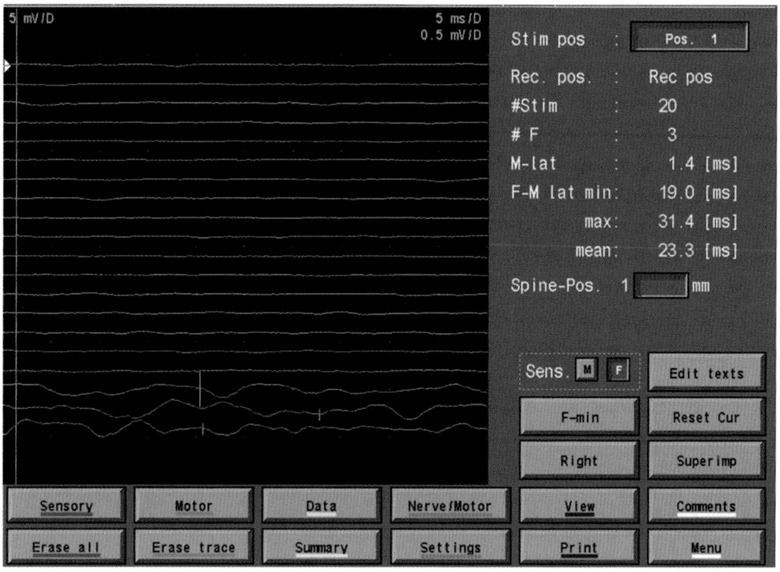

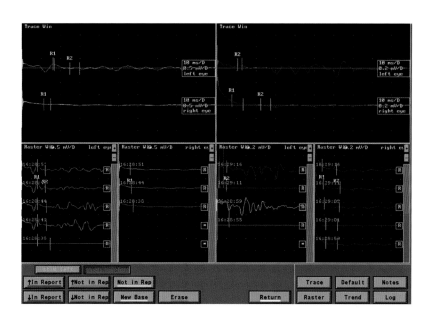

图 9-5　右侧联带运动 AMR 检查

（4）瞬目反射检查：右侧未诱发。左侧 R1、R2 及 R2' 潜伏期正常范围（图 9-6）。

图 9-6　瞬目反射检查

电生理报告如下（图 9-7）：

运动神经传导测定(MCV)

检查神经	项目	刺激	记录	潜伏期（ms）		波幅（mv）	
				左	右	左	右
面神经	运动	耳屏	额肌	3.7	未诱发	0.2	未诱发
		耳屏	眼轮匝肌	2.3	3.0	1.4	0.1
		耳屏	鼻肌	2.4	2.3	3.1	0.1
		耳屏	口轮匝肌	2.8	未诱发	2.4	未诱发

瞬目反射(Blink Reflex)

刺激部位	记录部位	R1 潜伏期（ms）	R2 潜伏期（ms）
左侧眶上切迹	左眼轮匝肌	10.2	29.4
	右眼轮匝肌	/	未诱发
右侧眶上切迹	左眼轮匝肌	/	24
	右眼轮匝肌	未诱发	未诱发

肌电图（异常肌反应）：

刺激部位	记录部位	左	右
颞支	口轮匝肌	(-)	(-)
下颌缘支	眼轮匝肌	(-)	(-)

诊断意见：
1. 神经传导：右侧额肌 CMAP 波幅下降了 100%、额肌 CMAP 波幅下降了 93%、口轮匝肌 CMAP 波幅下降了 97%、降口角肌 CMAP 波幅下降了 100%。
2. 瞬目反射：左侧 R1、R2、R2' 潜伏期正常范围，右侧均未诱发。
3. 肌电图（异常肌反应）：未诱发双侧面部异常肌反应。

图 9-7　术前电生理检查报告

三、治疗方案与手术要点

根据患者的病程、临床症状体征、神经电生理检查、影像学检查结果，结合患者意愿，经过科室讨论，最终决定采取联合手术方案，采用中颅底硬膜外入路切除颞骨内肿瘤，同时行Ⅰ期枕大神经桥接手术修复面神经功能。

1. 中颅底硬膜外入路肿瘤切除　患者取仰卧位，头向对侧旋转，耳前做一长约 10cm 的弧形切口，骨窗约 6cm×5cm，骨窗下缘至颧弓根 – 颞线，骨窗下缘平中颅底（图 9-8）。

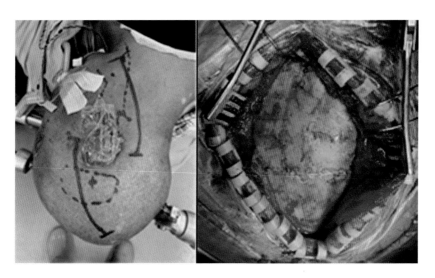

图 9-8 患者体位、入路与切口

　　抬起颞底硬膜逐步显露中颅底，显露鼓室顶壁及膝状神经节，可见骨质破损，肿瘤经骨质破损处突出至中颅底。沿骨质破损处咬除骨质，充分暴露肿瘤，肿瘤呈黄白色、质地松软，血供不丰富，术中冰冻提示胆脂瘤。分块切除肿瘤组织直至内听道处，肿瘤切除后可见清亮脑脊液流出（图 9-9）。

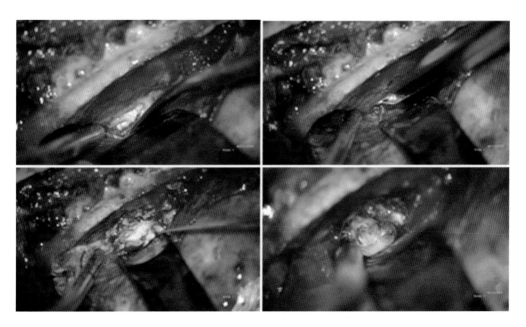

图 9-9 经中颅底硬膜外入路切除胆脂瘤

2. 枕大神经桥接手术 标记乳突根部、乳突尖、胸锁乳突肌后缘、下颌角，做一耳后弧形切口，于切口下段皮下组织内解剖游离出耳大神经约 8cm 备神经桥接使用（图 9-10）。

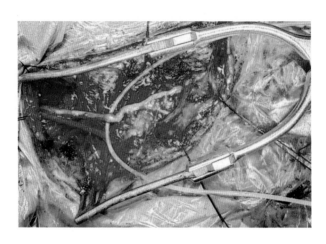

图 9-10 耳大神经显露

采取乙状窦后入路，显露乳突根部，骨窗前缘暴露乙状窦后缘、骨窗下缘至横窦，切开硬膜翻向乙状窦并悬吊。释放脑脊液，显露后组颅神经，解剖周围蛛网膜并向头端探查，显露面听神经。从内耳门处小心将面神经拉出至后颅窝，将面神经残端修剪整齐（图 9-11）。

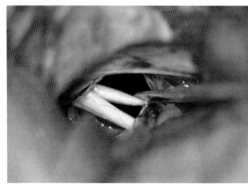
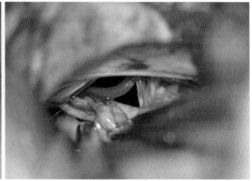

图 9-11 显露后颅窝内的面神经

于乳突尖前下方暴露面神经颅外段主干，将胸锁乳突肌从乳突附着处向后稍剥离至二腹肌沟水平，再沿二腹肌前端探查，显露面神经出茎乳孔部及颅外段。

将耳大神经远、近端切断，并将切缘修剪整齐，从胸锁乳突肌腹侧隧道穿过（图9-12）。

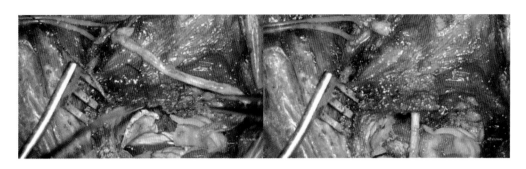

图 9-12　耳大神经解剖与吻合前准备

于近茎乳孔处切断面神经颅外段，将面神经颅外段远端与耳大神经近端行端 - 端吻合，用9-0 prolene 缝线分别在 0 点、3 点、6 点、9 点位置缝合神经外膜，吻合口处用神经鞘管包裹（图 9-13）。

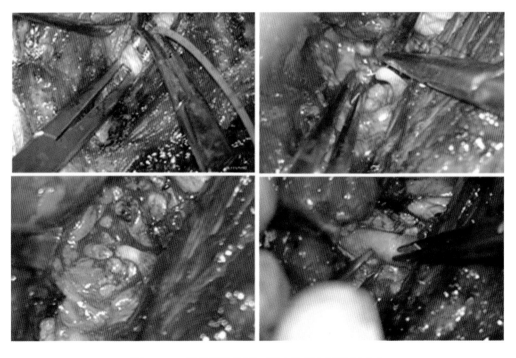

图 9-13　颅外茎乳孔区，耳大神经与面神经吻合

同法，将耳大神经远端与面神经脑池端行端-端吻合，并用神经鞘管包裹（图9-14）。

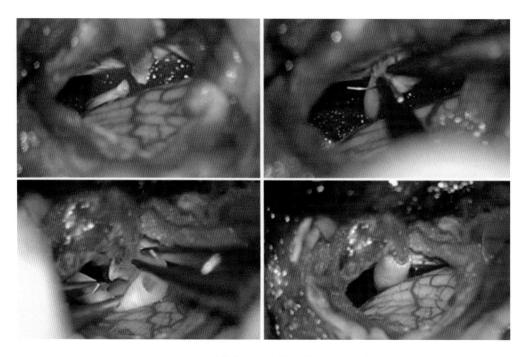

图9-14 后颅窝，耳大神经与面神经吻合

严密缝合硬脑膜，耳大神经穿越硬脑膜处用小片肌肉包裹，并用生物胶水及人工硬膜黏合，在防止脑脊液漏的同时还要避免骨窗缘及硬膜切缘对耳大神经的卡压。

四、术后随访与疗效分析

该患者经过一年半的随访，电生理提示面神经功能恢复至正常人的50%左右，但是患者自觉症状改善不明显。分析原因可能存在以下几点：①病程长、症状重。患者既往四年，每年均有面瘫发作，且没有经过正规检查治疗，此次发病病程超过8个月，神经电生理检查提示面神经几乎无功能，尽管第一时间采取了面神经修复手术，但该患者面神经的自我修复能力已经严重损害，导致最终的功能恢复不理想；②桥接手术神经吻合口多，神经恢复更难。据临床观察和文献记录，以舌下-面神经等单一吻合口为代表的神经移植，神经功能多在半年左右产生效果，功能恢复多在 1 年左右达到较好效果。桥接吻合存在两个吻合口，神经愈合时间更长，功能恢复难度也更大；③胆脂瘤的化学侵蚀。与其他肿瘤相比，胆脂瘤对面神经的化学侵蚀危害更大，且损伤作用也更为持久，由此产生的神经损伤也不可逆转；④患者岁数较大，神经再生能力不足，也是影响术后疗效的原因之一；⑤耳大神经是 $C_{2 \sim 3}$ 来源的感觉神经，感觉神经作为自体移植的替代神经，其神经修复作用是否弱于运动神经，仍有待进一步观察研究。

（朱 晋 上海交通大学医学院附属新华医院）

五、专家点评

耳大神经桥接移植是一种常用的面神经修复术式，适用于外伤、肿瘤切除等各种原因造成的面神经缺损患者，因耳大神经具有取材方便、神经长度足够、神经束较多、切取后不遗留明显功能障碍等优点，可用于面神经缺损 5cm 甚至更长范围的神经修复，是面神经缺损修复中理想的自体移植材料。

手术中需要分别显露面神经的中枢端和外周端，如果面神经中枢端位于面神经管垂直部，需要磨除乳突骨质和气房，显露面神经管垂直部，打开面神经管外侧壁，将面神经游离足够的长度以利于神经吻合，必要时可以对面神经改道移位。对于该患者而言，因肿瘤侵蚀破坏，神经中枢端已位于内听道内，因此采取了乙状窦后入路，将面神经从内耳门拉出，与耳大神经在后颅窝硬膜下进行了端－端吻合，术中仍然需要对硬膜进行水密缝合，防止脑脊液漏，同时还要注意避免对耳大神经的切割卡压。

手术中需要注意的是：①留取的耳大神经长度应预估充分，特别是要充分考虑颈部活动的影响，必须满足耳大神经－面神经端－端吻合的无张力原则，特别是颈部向对侧转动情况下的吻合口无张力，并且桥接手术存在两个吻合口，无张力原则显得尤为重要；②神经断端必须修剪整齐，形成新鲜的吻合断面，通过缝线将神经外膜对位吻合，以利于神经纤维对位愈合，减少瘢痕形成影响神经功能恢复；③充分止血，防止术区血肿形成，减少术区粘连形成，以免影响神经愈合，此外术中神经鞘管的使用也有助于减少吻合口区粘连；④尤其需要注意耳大神经移植的方向，防止扭曲、旋转、卡压、嵌顿、牵拉、挤压等，以免影响神经纤维的生长及其功能的恢复。

　　耳大神经桥接修复面神经损伤在文献中有很多报道，结合新华医院神经外科应用的体会，我们认为耳大神经桥接的长度与桥接的部位是影响手术疗效的两大重要因素。桥接的长度越短越有利于功能恢复，否则会增加功能修复的难度。桥接的部位越靠近面神经周围支疗效相对越好，相反吻合口越靠近脑干端再生纤维需要穿行的距离越远，不利于功能修复。因此，当面神经缺损位于颅外段，比如茎乳孔附近至腮腺区域时，耳大神经桥接修复常常会获得比较好的疗效，而当面神经缺损位于岩骨及内听道等区域，耳大神经桥接修复常常疗效有限，因此岩骨区、内听道及后颅窝面神经缺损时，我们建议直接采用替代移植方法。

（朱　晋　上海交通大学医学院附属新华医院）

（李世亭　上海交通大学医学院附属新华医院）

第十章

颞肌转移修复周围性面瘫

一、病史介绍

患者女性，62岁，入院前40年出现口角向左侧歪斜，因病程久远，患者难以回忆当时患者具体症状。40年来，患者口角歪斜症状逐年加重，但一直未至医院就诊治疗。目前无眼睑闭合不全、眼泪增多或干眼症状，无口水增多、流涎，无听力下降，无面部麻木、疼痛等症状。门诊诊断为"右侧周围性面神经麻痹"收治入院。

二、术前评估

1. 临床评估

（1）常规神经系统检查：患者神志清楚，言语清晰，定时定向正常，计算力正常。双眼活动自如，无眼震，无凝视，双侧瞳孔等大等圆，直径2.5mm，直接间接对光反射正常。双侧听力粗测正常对称。双侧面部针刺觉正常对称。转颈及耸肩正常，颈软，克氏征、布氏征阴性。四肢肌力肌张力正常，肢体针刺觉正常对称。位置觉及运动觉正常，闭目难立征（-），双侧指鼻试验、跟膝胫试验正常，直线行走正常。

（2）面神经功能检查：静息状态下，双侧面部不对称，右侧鼻唇沟消失，口角及人中向左侧歪斜。运动状态下，双侧额纹正常对称，双眼闭合正常。右侧口角运动明显受限，鼓腮吹气时右侧口角漏气，撅嘴、龇牙、咧嘴等动作时口角向左侧歪斜更明显，伸舌居中（图10-1）。

2. 像学评估　入院后完善三维重建颞骨薄层CT和面神经核磁共振检查，均未发现肿瘤或炎症等相关继发性病变（图10-2）。

3. 电生理学评估　面神经肌电图提示："右侧面神经颞支、颊支损害。"右侧面神经颞支、颊支动作电位较左侧下降了32.9%及52%。

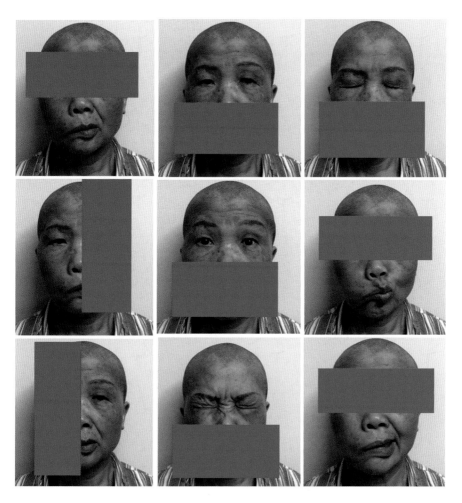

图 10-1 术前面神经功能检查

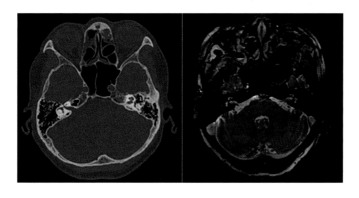

图 10-2 影像学检查

注：左图 CT，右图 MRI。

三、治疗方案与手术要点

根据患者病情、临床评估、电生理评估和影像学评估结果，并结合患者意愿，经科室讨论，决定采用右侧颞肌转移术修复面部的不对称性。

患者取仰卧位，头向左侧少旋转。测量患者颧弓上缘至口角上提矫正位时的距离，以此为依据，设计耳屏前方颧弓上缘沿颞肌走行至颞顶部的直切口，同时设计好鼻唇沟弧形切口（图10-3）。

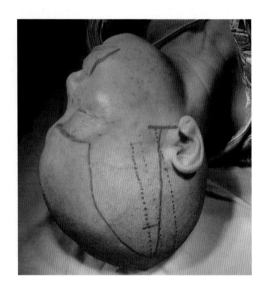

图 10-3　患者体位、皮肤切口

切开头皮直至帽状腱膜，显露颞肌筋膜，向两侧牵开皮瓣，沿颞肌纤维走行，根据术前量取的患者颧弓上缘至矫正位上提口角的长度，留取适宜长度、宽度、厚度的颞肌条，剥离过程中注意保护颞深血管及神经。在颞肌条上端顺肌纤维走行切开约2cm分为两部分，两部分颞肌条前缘各做八字形缝合并留置3-0 prolene 带针缝线（图10-4）。

于切口下端分离帽状腱膜与皮下组织间的间隙，作为皮下隧道的上口。切开右侧鼻唇沟，分离皮下脂肪至暴露SMAS层及黏膜下层，分离SMAS层与脂肪层之间的间隙，作为皮下隧道的下口，分离过程中注意保护面动脉分支（图10-5）。

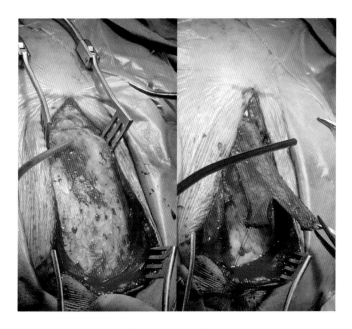

图 10-4 颞肌显露与颞肌转移瓣的形成

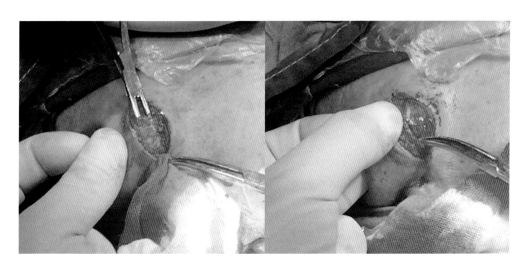

图 10-5 鼻唇沟吻合层的显露

从皮下隧道上口置入脑压板，沿帽状腱膜与皮下层之间的间隙贯穿至鼻唇沟皮下隧道下口，沿脑压板背侧钝性分离扩大皮下隧道。将颞肌条翻转，自上口引入隧道至鼻唇沟切缘，用 8 字缝合法将先前备好的两部分颞肌条分别缝合至上唇、口角外侧的 SMAS、黏膜下层（图 10-6）。手术完毕后，右侧口角上提，右侧颊黏膜及臼齿显露。

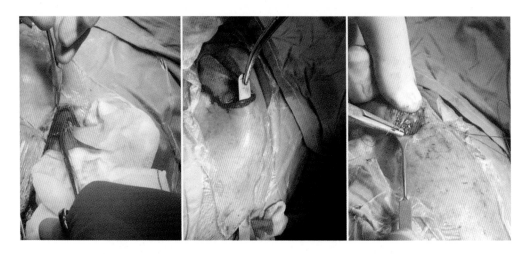

图 10-6　经皮下隧道将颞肌瓣缝合固定于鼻唇沟

四、术后随访与疗效分析

术后患者的恢复过程：术后 3 天，该患者在术区眼睑及面颊肿胀消退，静态面容基本对称，同时患侧口角较健侧提升效果更明显。术后 1 个月，患侧面颊部基本对称、鼻唇沟形成，但口角较术后 3 天略有下塌，此时患者尚未恢复咬合锻炼。术后 3～6 个月，患者经过咬合锻炼，患者口角逐步上提，同时咀嚼能力逐步恢复。术后 12 个月，患者两侧口角基本对称，自觉患侧咀嚼能力恢复至正常的 80% 左右，基本恢复正常生活（图 10-7）。

该患者术后疗效不甚满意的是，对于鼻唇沟的塑形，可能因素在于两点：①颞肌瓣宽度预估不足，未能覆盖鼻唇沟全长；②颞肌瓣缝合针数不够，未能充分恢复鼻唇沟弧度。

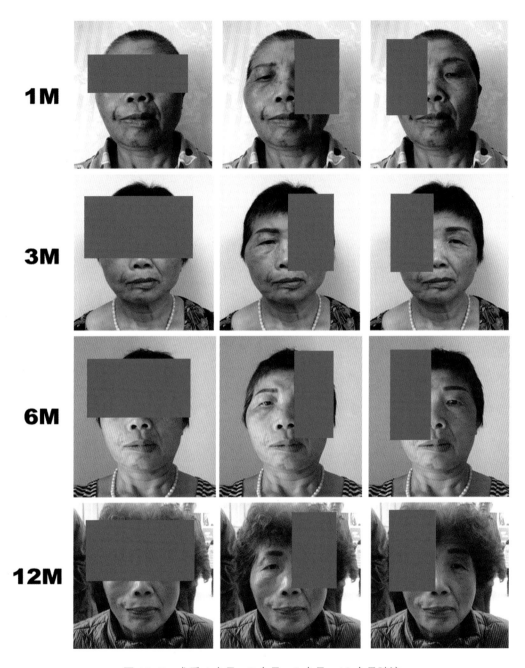

图 10-7　术后 1 个月、3 个月、6 个月、12 个月随访

（朱　晋　上海交通大学医学院附属新华医院）

五、专家点评

颞肌转移手术主要用于修复各种陈旧性周围性和中枢性面瘫引起的口鼻歪斜，也可用于修复兔眼畸形，是一种用于面瘫修复的常用术式。与传统筋膜悬吊术相比，该术式的主要优势在于不仅可以修复患者的静态面容，还同时兼顾了动力性修复的作用，可以恢复患者患侧的咀嚼功能。同时与咀嚼肌肌瓣法相比，颞肌转移术颞肌下翻后的角度与颧肌的角度相似，其运动方向较咀嚼肌更自然。

当然，为了达到满意的手术效果，术者还应注意以下几点：①需要根据患者脸型特点，量取个体化的颞肌瓣转移长度和宽度的数据，应充分预估颞肌筋膜瓣的长度、肌瓣翻转后的折损、转位固定后的张力等因素，其中颞肌瓣的固定张力是决定手术效果的关键。肌瓣张力过大，肌肉无弹性，影响血供和愈合；张力过小，肌肉松弛，不能达到修复静态面容的作用。总体来说，颞肌瓣长度不应过长，整体观应以提拉口角、臼齿显露为宜，要形成"矫枉过正"的效果，这不仅依靠肌肉长度测量，也与术者的经验密切相关；②颞肌瓣的宽度和缝合方法也是决定疗效的重要因素。颞肌瓣宽度应尽可能匹配鼻唇沟全长，同时应该沿鼻唇沟的弧度，将颞肌瓣做1～4点的多点吻合，就可以达到更好的鼻唇沟塑形效果，特别需要指出的是缝合过程中应避免缝针穿透口腔黏膜；③肌瓣转移时，应保证其顺滑，避免褶皱、扭曲、变形，这样既可避免术后面部颧弓区的臃肿，也可保证术后颞肌瓣的正常收缩运动；④术中应注意保护颞深神经，防止肌瓣失神经支配后的瘢痕纤维化形成，影响最终修复效果；⑤患者应于术后1个月开始进行患侧咀嚼训练，如嚼口香糖等，既要锻炼咬合的力度，也要锻炼咬合动作的协调性。

（朱　晋　上海交通大学医学院附属新华医院）

（李世亭　上海交通大学医学院附属新华医院）

第十一章

中颅底减压治疗
急性期面瘫

一、病史介绍

患者男性，24岁。因"头部外伤后右侧闭眼不全、口角歪斜24天"入院。患者24天前因头部外伤后出现右侧闭眼不全、口角歪斜，伴有意识不清，于当地医院就诊，诊断为"颅脑损伤"，行保守药物治疗，后意识逐渐恢复清醒。醒后发现右侧听力下降，口角歪斜，进食困难。经治疗后听力有所改善，但面瘫症状未见明显缓解，否认肢体偏瘫、麻木等。为进一步治疗，拟诊"右侧外伤性周围性面瘫、颅脑损伤治疗后"收治入院。过去史、个人史、家族史无特殊。

二、术前评估

1. 临床评估　神志清楚，言语清晰，定时定向正常，计算能力正常。双眼活动自如，无眼震，无凝视，双侧瞳孔等大等圆，φ2.5mm，对光反射存在，Bell征阳性。静息状态下双侧面部不对称，运动状态下双侧面部不对称更加明显。HB–Ⅴ级。伸舌不偏。右侧听力下降，左侧正常。转颈及耸肩正常。颈软，克氏征、布氏征阴性。四肢肌张力正常，四肢肌力Ⅴ级。双侧面部及肢体针刺觉对称无减退。位置觉及运动觉正常，闭目难立征（－）。双侧指鼻试验、跟膝胫试验正常。直线行走正常。

静息状态下，患侧眼裂（增宽），患侧鼻唇沟（消失），患侧口角（下垂），患者（无）面部挛缩。运动状态下，患侧抬额头（无运动），抬额头时（没有联动）；轻轻闭眼（运动幅度很小），轻轻闭眼时（没有联动）；张嘴微笑（无运动），张嘴微笑时（没有联动）；耸鼻（无运动），耸鼻时（没有联动）；唇吸吮（无运动），唇吸吮时（没有联动）（图11-1）。

Sunnybrook评分：运动得分（24）分，静息得分（20）分，联动得分（0）分，总分（4）分；House-Brackmann 2.0分级（Ⅴ）级，总分（23）分。

舌肌萎缩分级：1级（正常）。舌前伸运动（正常），舌右偏运动（正常），舌左偏运动（正常），舌上抬运动（正常）。舌运动功能评分量表：舌前伸运动（100）分，舌右偏运动（100）分，舌左偏运动（100）分，舌上抬运动（100）分。

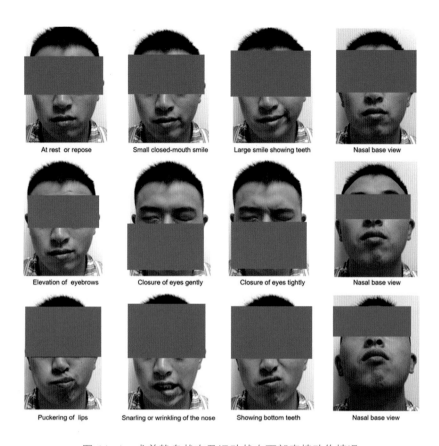

At rest or repose | Small closed-mouth smile | Large smile showing teeth | Nasal base view

Elevation of eyebrows | Closure of eyes gently | Closure of eyes tightly | Nasal base view

Puckering of lips | Snarling or wrinkling of the nose | Showing bottom teeth | Nasal base view

图 11-1　术前静息状态及运动状态面部表情动作情况

2. 影像学评估　入院后行头颅磁共振检查及颞骨薄层 CT 检查（图 11-2 至图 11-4）。

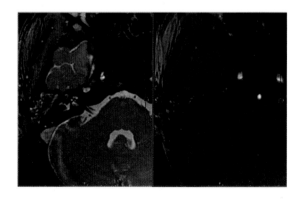

图 11-2　术前磁共振检查

注：提示右侧乳突积液，其余未见明显异常。

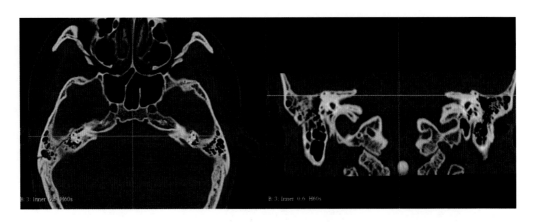

图 11-3　颞骨薄层 CT 检查

注：提示右侧颞骨骨折，右侧乳突、中耳鼓室积液。

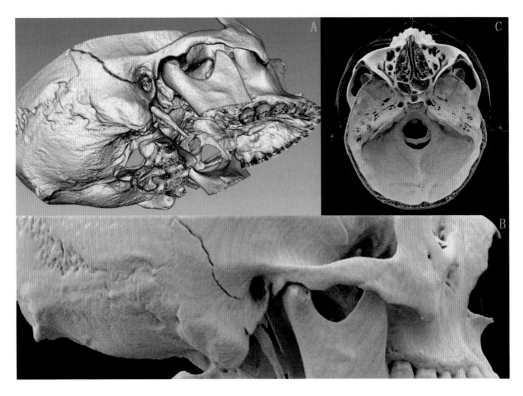

图 11-4　影像学重建所见

注：骨折线从岩骨乳突部向前延伸至面神经管，面神经管骨质发生移位。A、B. 颅骨侧面观；C. 颅底内面观。

3．电生理评估（图 11-5）：

神经传导：右侧额肌 CMAP 波幅下降了 100%、颧肌 CMAP 波幅下降了 63%、口轮匝肌 CMAP 波幅下降了 75%、降口角肌 CMAP 波幅下降了 93%。

瞬目反射：右侧未诱发，左侧 R1、R2 及 R2'潜伏期正常范围。

肌电图：右侧面神经支配肌动募集反应减弱、消失。

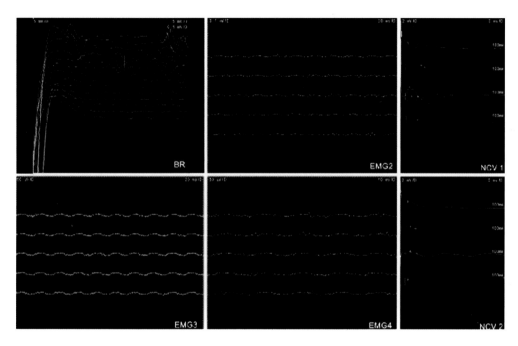

图 11-5　电生理学评估

三、治疗方案与手术要点

综合患者的术前评估，明确诊断为中颅底骨折所致外伤性面瘫。决定采用中颅底硬膜外手术入路进行面神经减压手术。麻醉成功后，患者取仰卧位，头向左转 60°，头架固定。常规消毒铺巾，右侧颞部弧形切口，依次切开头皮、颞肌，磨钻及铣刀形成 3cm×5cm 骨瓣，骨窗下缘平中颅底。分离抬起中颅底硬脑膜，硬膜外暴露弓状隆起、膝状神经节及周围岩骨表面骨质。见骨折线从岩骨乳突部向前延伸至膝状神经节，局部有骨折片卡压面神经。采用金刚钻磨除、显微剥离子分离及小型枪状咬骨钳将膝状神经节表面及周围的骨质去除，对面神经实施充分减压。中颅底注射生物蛋白胶覆盖骨质缺损区域，常规关闭手术切口（图 11-6）。

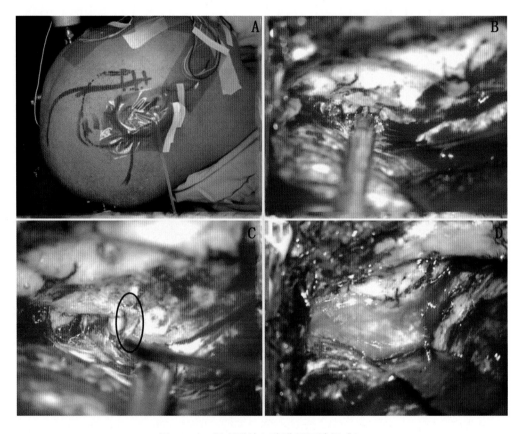

图 11-6　经硬膜外入路进行面神经减压

　　注：A.体位及切口；B.硬膜外暴露弓状隆起及膝状神经节；C.去除骨折片实施面神经减压；D.注射生物蛋白胶。

四、术后随访及疗效分析

　　术后第 3 天患者面瘫症状已出现改善，患者感觉面部活动较术前自然，面部紧缩感明显缓解。出院后患者继续口服维生素 B_1 及甲钴胺等营养神经药物，在术后 3 个月随访时（图 11-7），患者的面瘫症状得到了明显改善（HB-Ⅰ级），患者对手术效果非常满意。

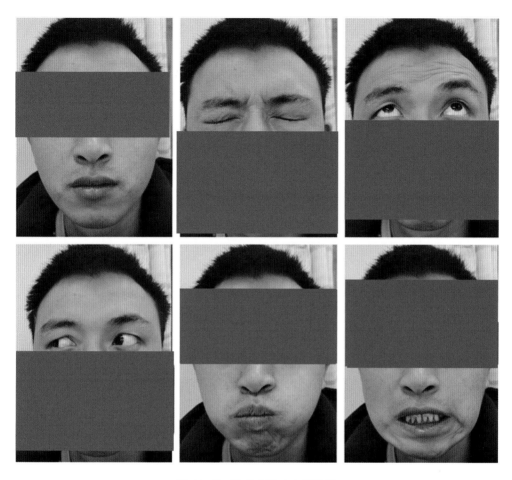

图 11-7　患者术后 3 个月随访

（陈　正　上海交通大学医学院附属新华医院）

五、专家点评

外伤性面瘫在头颅外伤中时有发生，其治疗方案取决于面瘫的程度及是否存在确切的面瘫原因。对于 HB 分级在Ⅲ级以下程度的面瘫，无论外伤的程度如何，都建议采用保守治疗。而对于 HB 分级在Ⅳ级及以上程度的外伤性面瘫，需要进行详细的影像学检查，尤其是颅底薄层 CT 扫描以及颅底三维重建，明确在面神经走行的路径上是否存在明显的骨折，是否存在骨折片的卡压，一旦明确颅底骨折导致了面神经损伤，则应该尽早进行面神经减压手术。我们在临床上发现，常见的导致面瘫的颅底骨折位于膝状神经节、鼓室顶壁、中耳以及乳突等区域，尤其是膝状神经节及其周围骨质是最常见的骨折部位，是影像学检查应当重点观察的区域。减压手术通常采用硬膜外入路进行，骨折区域的暴露并不困难，手术的困难在于如何安全的将骨折的骨片去除，而不引起面神经进一步损伤。一般建议采用金刚钻缓慢磨除，同时结合使用纤维剥离子分离，尽可能避免向颅底压迫以及盲目牵拉的操作，因为这样非常容易导致面神经损伤进一步加重，当然手术全程中应当应用电生理学监测。手术结束后患者应当常规口服神经营养类药物 3～6 个月，同时加强面部的功能训练。

（李世亭　上海交通大学医学院附属新华医院）

第十二章

急性期面瘫
面神经减压治疗

一、病史介绍

患者 3 年前无明显诱因下反复出现右耳反复流水，黄色，黏稠，无臭味，听力下降，无耳鸣，无耳痛，无发热，无头痛、头晕，在当地医院给予耳道冲洗、口服抗生素等治疗后可好转。7 天前出现右耳痛，并出现口角歪斜、闭目不全，在当地医院输液治疗 4 天，耳痛缓解，面瘫无好转，行颞骨 CT 检查提示：右侧胆脂瘤型中耳乳突炎。为求进一步诊治，遂至我院就诊，门诊拟"颞骨胆脂瘤、中耳炎、周围性面瘫"收入院。

二、术前评估

1. 临床评估

（1）常规神经系统检查：生理反射存在，病理反射未引出。

（2）面神经功能检查：静息状态下，双侧面部不对称，右侧鼻唇沟较浅，右侧口角下歪；运动状态下，右侧额纹消失，右眼最大力无法闭合，Bell 征（+），右侧口角运动明显受限，鼓腮吹气时右侧口角漏气，伸舌居中，HB 分级 5/6（图12-1）。

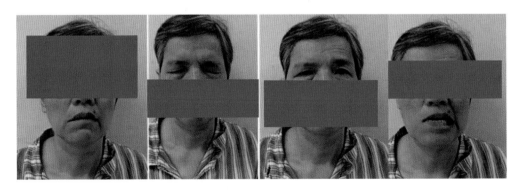

图 12-1　面神经功能临床检查

2. 影像学评估　入院后完善视频耳内镜、三维重建颞骨薄层 CT、颞骨增强核磁共振检查。

（1）视频耳内镜检查：左侧外耳道畅，外耳道皮肤略充血，鼓膜完整未见异常。右侧外耳道深处潮湿分泌物，取部分送检。余清理，外耳道皮肤略充血，鼓膜紧张部边缘性大穿孔，标志不清，鼓室黏膜充血潮湿，松弛部内陷袋。放射学诊断：右侧中耳炎，鼓膜穿孔。

（2）三维重建颞骨薄层CT检查：右侧乳突小房气化程度不良，外耳道通畅，听小骨骨质模糊、正常形态消失，乳突及中耳鼓室内见软组织密度影。左侧乳突小房气化程度佳，外耳道通畅，听小骨形态正常，中耳鼓室内未见明显异常密度影，内耳形态正常（图12-2）。

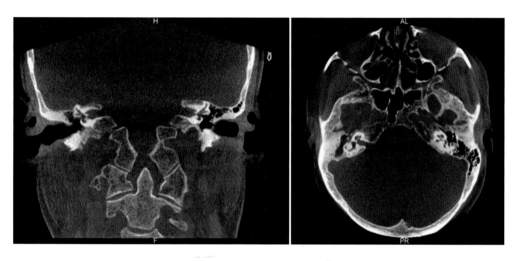

图12-2　颞骨薄层CT检查，左图冠状位、右图水平位

（3）颞骨增强核磁共振：两侧听神经走行及形态可，未见明显增粗，所见内耳形态及信号尚可，左侧中耳乳突区未见明显异常信号，右侧乳突气化不良，右侧中耳乳突区见条片状 T_1WI 高低混杂、T_2WI 高信号，增强后部分区域轻度强化。两侧外耳道通畅（图12-3）。

3. 电生理学评估　患者入院后完善神经电生理检查。神经传导：右侧额肌CMAP波幅下降了58%、眼轮匝肌CMAP波幅下降了47%、颧肌CMAP波幅下降了45%、口轮匝肌CMAP波幅下降了73%、降口角肌CMAP波幅下降了37%（图12-4）。

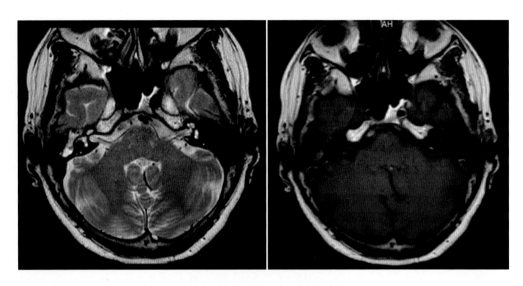

图 12-3　头颅核磁共振检查

运动神经传导测定（MCV）

检查神经	项目	刺激	记录	潜伏期（ms）		波幅（mV）	
				左	右	左	右
面神经	运动	茎乳孔	颏肌	2.4	2.7	1.2	0.5
		茎乳孔	眼轮匝肌	2.8	3.1	1.5	0.8
		茎乳孔	颧肌	2.5	2.8	4.4	2.4
		茎乳孔	口轮匝肌	2.9	3.2	2.2	0.6
		茎乳孔	降口角肌	2.2	2.1	1.9	1.2

针极肌电图（EMG）

被检肌肉		插入电位	放松				轻收缩			重收缩		联带运动
			纤颤	正锐	束颤	其他	多相电位	时限（ms）	电压（uv）	波型	峰值电压（mv）	
左	颏肌	正常	-	-	-	-	-	-	-	混合	-	
右	颏肌	正常	-	-	-	-	-	-	-	无	-	
	眼轮匝肌	正常	-	-	-	-	-	-	-	无	-	
	颧肌	正常	-	-	-	-	-	-	-	无	-	
	口轮匝肌	正常	-	-	-	-	-	-	-	无	-	
	降口角肌	正常	-	-	-	-	-	-	-	单纯	-	

诊断意见：
1. 神经传导：右侧颏肌 CMAP 波幅下降了 58%、眼轮匝肌 CMAP 波幅下降了 47%、颧肌 CMAP 波幅下降了 45%、口轮匝肌 CMAP 波幅下降了 73%、降口角肌 CMAP 波幅下降了 37%。
2. 肌电图：符合右侧面神经周围性损伤表现。

图 12-4　电生理报告

三、治疗方案与手术要点

根据患者的病程、临床症状体征、神经电生理检查、影像学检查结果，结合患者意愿，经过科室讨论，最终决定采取颞骨部分切除术＋鼓室成形术＋耳甲腔成形术＋面神经减压术。

1. 耳后弧形切口，开放乳突，磨除外耳道后壁，可见鼓室及乳突腔胆脂瘤（图12-5）。

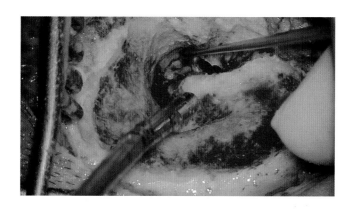

图 12-5 显露鼓室及乳突腔胆脂瘤

2. 清理术腔胆脂瘤，可见胆脂瘤包裹面神经水平段（图12-6）。

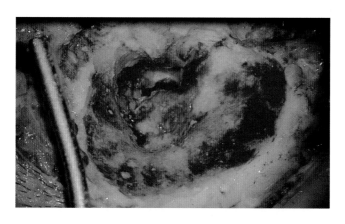

图 12-6 胆脂瘤包裹面神经水平段

3. 面神经水平段裸露，可见表面的胆脂瘤上皮（图 12-7）。

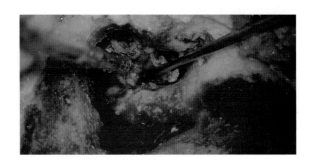

图 12-7　显露面神经表面的胆脂瘤上皮

4. 胆脂瘤清理结束后的术腔（图 12-8）。

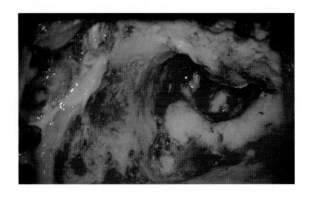

图 12-8　清楚胆脂瘤后的术腔

5. 肌肉及骨蜡封闭咽鼓管鼓室口（图 12-9）。

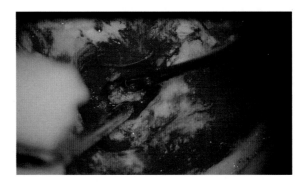

图 12-9　用肌肉及骨蜡封闭咽鼓管鼓室口

6. 切开面神经鞘膜（图 12-10）。

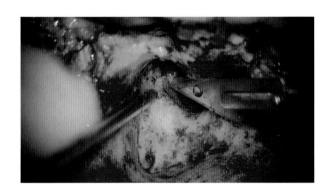

图 12-10　切开面神经鞘膜

7. 面神经鞘膜已切开，显示面神经水平段水肿（图 12-11）。

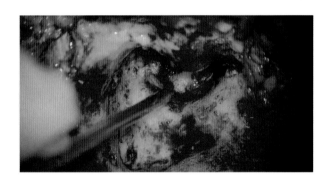

图 12-11　切开面神经鞘膜，可见面神经水肿

8. 耳甲腔成形（图 12-12）。

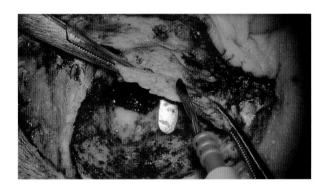

图 12-12　耳甲腔成形

9. 术腔放置颞肌筋膜，完成鼓室成形（图 12-13）。

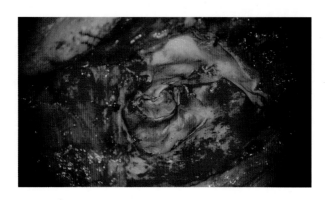

图 12-13　术腔放置颞肌筋膜，完成鼓室成形

四、术后随访与疗效分析

该患者经过 3 个月的随访，电生理提示面神经功能恢复至面瘫发生前的 80% 左右，患者自觉面瘫症状及听力下降情况明显改善。静息状态下面部对称，无明显面瘫征象，鼓腮时无明显漏气，龇牙时右侧鼻唇沟稍浅，HB 分级 2/6 级。该患者为胆脂瘤引起的急性面瘫，面瘫病程较短，仅有 7 天，胆脂瘤已被完整清理。患者面神经减压效果好，恢复佳。

（何景春　上海交通大学医学院附属新华医院）

（李　越　上海交通大学医学院附属新华医院）

（张天洋　上海交通大学医学院附属新华医院）

五、专家点评

面神经减压术是一种通过去除 1/2 周径的面神经骨管，达到释放面神经骨管内的压力，恢复颞骨内面神经血液供应，来帮助重症面瘫患者恢复面神经功能的手术。1908 年，面神经减压术首次由维也纳 Alt 医生报道，该病例即为胆脂瘤伴发面瘫的患者，Alt 医生在切除胆脂瘤时同期进行了面神经减压术，术后患者的面瘫得到了极大改善。此后，越来越多的面神经减压术逐渐应用于颅内病变、炎症、外伤、手术损伤面神经而未中断者。

因面神经位置特殊，与内、中耳关系密切，故面神经减压术的手术径路选择，需要结合听力和前庭功能的状态进行确定，包括乳突径路、乳突-迷路径路、颅中窝径路及联合径路等。根据患者听力及前庭情况，选择不同的手术径路，既可以解决面瘫问题，又可以保留听力及前庭功能，实现个体化治疗。

面神经受压段位于鼓室、乳突或外耳道内，选择乳突径路。受压段位于膝状神经节及内听道，实用听力尚存时，选择颅中窝-乳突径路或乙状窦后径路。受压段位于膝状神经节及内听道，已无实用听力时，选择迷路径路。也可以根据个体化情况，联合使用各入路。

（何景春　上海交通大学医学院附属新华医院）
（李世亭　上海交通大学医学院附属新华医院）

第十三章

面神经分支松解术治疗
急性周围性面瘫

一、病史介绍

患者张某，男，25 岁，因"颅面部机械性外伤 12 天"于 2022 年 3 月 20 日入院。患者家属代为主诉，患者于 12 天前在工厂工作时，不慎被机器夹伤头部，当即昏迷，颅面部严重受损、右侧外耳道及耳廓严重撕裂伤，120 送至上海市浦东新区某医院急诊就诊，急诊予插管抢救，生命支持等治疗。行头颅 CT 检查提示：右侧枕部硬膜外血肿，小脑幕密度增高，少许蛛网膜下腔出血，颅内积气，右侧枕骨、颧弓、上颌窦各窦壁、眼眶后外侧壁、鼻中隔、蝶窦多发骨折，两侧额部、颧部、眶周头皮下软组织肿胀伴软组织积气（2022 年 3 月 8 日）。数小时后，患者神志转清，但出现右侧抬眉无力、上睑下垂、眼球固定、鼻唇沟消失、口角歪向左侧、伸舌右偏、咀嚼困难及饮水呛咳，同时合并鼻腔及右侧外耳道流液等。当地医院收住入院并予以对症处理。住院期间复查头颅 CT 提示：①右侧枕部硬膜外血肿较前片明显吸收；②颅内少量积气；③双侧翼突、枕骨大孔、枕骨斜坡，右侧颞骨、颧弓、上颌窦各窦壁、眼眶后外侧壁、左侧眼眶后外侧壁、鼻中隔、蝶窦多发骨折，右侧颞骨乳突骨折，两侧乳突小房积液；④两侧额部、颧部、眶周、头皮下软组织肿胀伴软组织积气，右侧颞骨乳突气房积液。经保守治疗后，患者饮水呛咳，鼻腔及右侧外耳道流液等有好转，但抬眉无力、上睑下垂、眼球固定、鼻唇沟消失、口角歪斜、伸舌右偏、咀嚼困难等无明显好转。现患者为求进一步治疗特来我科，拟"外伤后多组颅神经损伤"收治入院。

二、术前评估

1. 临床评估　神志清楚，精神可，自主睁眼，指令动作，言语欠清晰，对答切题，定向定时正常，计算能力正常。左眼活动自如，无眼震，无凝视，瞳孔直径 2.5mm，直接、间接对光反射阳性。右侧上睑下垂、瞳孔散大，直径约 4.0mm，对光反射消失，眼球可轻微向上移动，其他各方向活动均受限。双侧"熊猫眼"征，粗测双眼视力正常。右侧抬眉无力、睁眼困难、鼻唇沟消失、面部麻木、伸舌右偏、口角向左侧歪斜、舌肌萎缩、舌部味觉消失，悬雍垂右偏，上下牙槽移位、咀嚼不能，饮水稍有呛咳（图 13-1）。双侧听力粗测正常对称。转颈及耸肩正常。颈软，克氏征、布氏征阴性。四肢肌张力正常，肌力Ⅴ级，双侧病理征阴性。

House-Brackmann 2.0 分级（Ⅴ）级，总分（21）分。

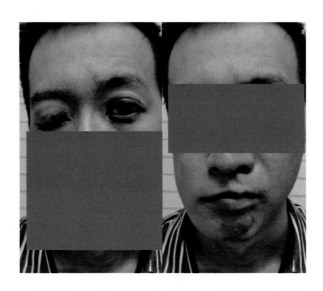

图 13-1　右侧额纹消失，抬眉无力，睁眼困难，鼻唇沟消失，嘴角向左侧歪斜

2. 影像学评估　见图 13-2 至图 13-7。

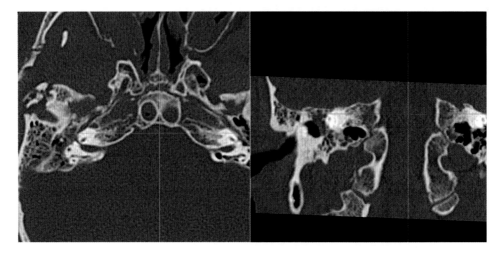

图 13-2　颞骨薄层 CT

注：面神经管周围未见明显骨折，但右侧乳突气房积血积液明显。

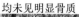

均未见明显骨质

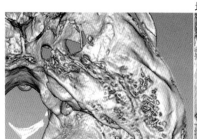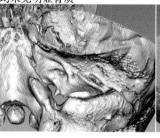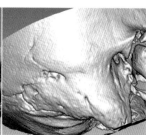

岩骨上表面　　　　　　　　岩骨后表面　　　　　　　　岩骨外表面

图 13-3　颞骨 CT

注：重建显示患者岩骨未见骨折。

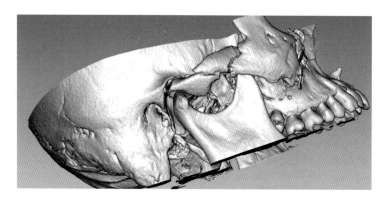

图 13-4　颧弓骨折继发的面神经颞支、颧支的损伤可能是此次周围性面瘫的原因

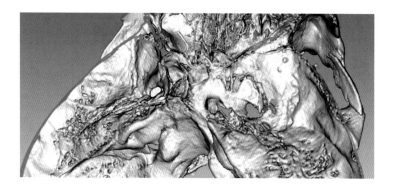

图 13-5　颅底重建

注：提示眶上裂、圆孔、卵圆孔广泛骨折。

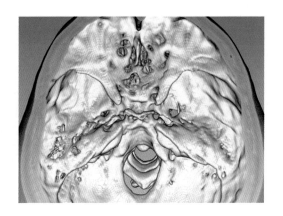

图 13-6　前床突、视神经管未见异常

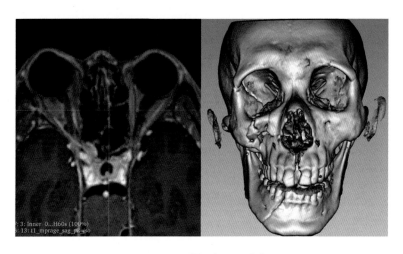

图 13-7　颅面部 CT 重建

注：右侧上颌骨、下颌骨、颧骨、蝶骨大翼、筛骨、眶外侧壁、眶底壁、眶内侧壁、多发骨折，眶内容物受压。

3. 电生理学评估

（1）神经传导：右侧面神经各分支传导波幅较对侧下降了 100%，提示面神经重度损伤。

（2）瞬目反射：左侧眼轮匝肌可记录到 R1、R2 及 R2'，潜伏期正常范围。右侧眼轮匝肌均未诱发。

（3）肌电图：右侧口轮匝肌及降口角肌主动募集反应减弱，额肌、眼轮匝肌、颧肌未诱发动作单元电位。

（4）F波：双侧面神经F波正常引出，右侧潜伏期明显延长。

4. 初步诊断 从患者的临床表现来看，可能有以下多组颅神经损伤。

右侧眼球固定（可轻微向上）、上睑下垂、瞳孔直接对光消失提示 CN Ⅲ、Ⅳ、Ⅵ损伤；右侧面部麻木、咀嚼无力提示 CN Ⅴ损伤，同时患者颧弓、颞下颌关节骨折可能是该组神经损伤的原因；右侧周围性面瘫（HB Ⅵ级）提示 CN Ⅶ损伤；右侧味觉缺失提示 CN Ⅴ或 CN Ⅶ损伤；悬雍垂右偏、饮水轻微呛咳提示 CN Ⅹ损伤；右侧舌肌中度萎缩、伸舌右偏提示 CN Ⅻ损伤；此外，患者嗅觉、视力、听力及耸肩正常，表明 CN Ⅰ、Ⅱ、Ⅷ及Ⅸ功能正常。基于以上查体表现，该患者的初步诊断为：①右侧外伤性周围性面神经麻痹；②右侧外伤性多组颅神经损伤（CN Ⅲ、Ⅳ、Ⅴ、ⅤⅥ、Ⅶ、Ⅸ、Ⅹ、Ⅺ）；③开放性多发性颅骨骨折（双侧翼突、枕骨大孔、枕骨斜坡、右侧颞骨、颧弓、上颌窦各窦壁、眼眶后外侧壁、鼻中隔、蝶窦、颞下颌关节）；④右侧枕部硬膜外血肿；⑤创伤性颅内积气；⑥脑脊液耳漏；⑦脑脊液鼻漏；⑧面部软组织挫伤。

三、治疗方案与手术要点

排除手术禁忌后行中颅窝底多发骨折片清除＋眼眶减压＋面神经颅外段分支探查及粘连松解。

具体手术过程如下：患者气管插管全麻满意后，取平卧位，右肩下垫一小枕，头向左侧旋转，抬高手术床头，头架固定。取右侧额颞部弧形切口。常规消毒铺巾，逐层切开头皮肌肉，磨钻及铣刀做一 5cm×7cm 骨窗，骨蜡止血，硬脑膜完整，沿骨窗四周悬吊硬膜，术区止血满意。随后咬骨钳咬除蝶骨嵴至中颅窝底，硬膜外抬起颞极，显露眶上裂后壁、眶外侧壁。磨钻及咬骨钳去除上述区域骨质，完成眼眶减压。向后继续探查，可见圆孔、卵圆孔附近多处碎骨片，均予以去除（图13-8、图13-9）。颞叶硬膜完整，术区严密止血，止血棉覆盖术区。反复冲洗未见明显出血后，还纳骨瓣、连接片，钛钉固定颅骨，逐层缝合肌肉、皮肤。皮下留置一引流管，外接负压引流球。

沿额颞切口下端，于耳屏前至下颌角做一长约10cm标准腮腺切口。切开皮肤和皮下组织后向前翻开，暴露腮腺咬肌筋膜，可见软组织肿胀、内含血肿。于腮腺前下缘切开筋膜，显露下颌缘支和颈支，随后沿此间隙向上进入腮腺浅深叶之间，逐渐显露颊支、颧支和颞支，结扎腮腺导管浅支，切除腮腺浅叶。最后逆向暴露面神经颞面干和颈面干以及主干。可见颞面干周围以及颧弓附近的颧支、颞支周围瘢痕粘连严重，予以充分松解，神经保存完好。术中电生理确认面神经各支传导均存在。人工鞘管包裹各分支防止后续粘连（图 13-10）。进一步探查可见颧弓骨折线已基本愈合，为避免进一步分离可能导致的面神经损伤，术中告知家属决定不再进行颧弓骨折修复。随后进行术区止血，逐层缝合皮下、皮肤，皮下置一引流管，外接负压引流球。

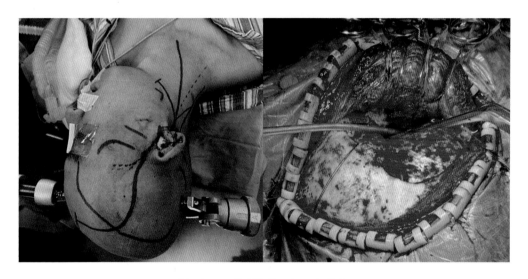

图 13-8　患者体位、切口与骨窗

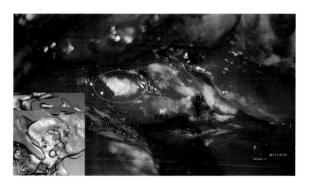

图 13-9　去除圆孔、卵圆孔附近碎骨折片

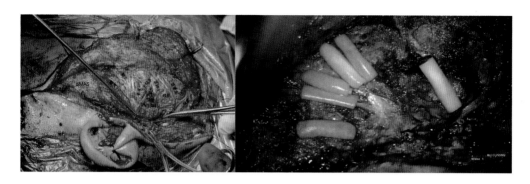

图 13-10　显露面神经各分支，予以鞘管保护

四、术后随访与疗效分析

术后 4 个月随访，患者睁眼困难消失，右侧鼻唇沟恢复正常，嘴角无偏斜，右侧面神经功能恢复至 2/6，患者非常满意，急需药物及功能锻炼（图 13-11）。

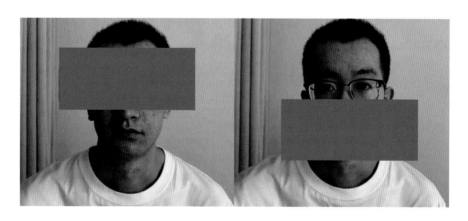

图 13-11　术后 4 个月随访

（蔡小敏　上海交通大学医学院附属新华医院）

五、专家点评

这是一例因外伤导致的面神经周围支损伤，面神经解剖连续性虽然完好，但是钝性外力仍然可以导致面神经功能的完全丧失。临床实际工作中，术前并不能准确

判断面神经是否断裂，也很难判断损伤的确切部位。制订手术方案时需要充分考虑各类手术的需要，皮肤切口要适当大一些，能够充分暴露茎乳孔以远的面神经主干、腮腺段面神经、及各主要分支。显露面神经可以采用顺行法或者逆行法，本例患者采用了常规的顺行法，术中发现面部软组织挫伤明显，组织间存在散发的血肿，面神经上下干及各主要分支周围存在软组织挫伤，尤其是面神经上干的分支周围更加明显。术中电生理检查明确提示下干功能尚好，但上干肌电图无任何反应。因此对上干各分支进行了减压处理及神经鞘管包裹。术后随访面神经功能快速恢复也再一次证实了减压手术的价值。这例患者提示我们对于外伤性周围性面神经麻痹应该积极进行手术探查，面神经及其分支的减压有助于促进面神经外伤性水肿的恢复，神经鞘管的应用也为面神经功能的快速恢复提供了帮助。

（李世亭　上海交通大学医学院附属新华医院）

第十四章

颅外面神经松解术治疗痉挛性面瘫后遗症

一、病史介绍

患者刘某某，女，54 岁，因"左侧周围性面瘫 15 年余，出现左侧面部联带运动 15 年"入院。患者于入院前 15 年余无明显诱因下出现左侧耳后疼痛，当时患者未予以足够重视，1 周后患者外耳道内出现带状疱疹，洗漱时左侧嘴角漏水，左侧闭眼不全、额纹消失、抬眉无力、鼻唇沟消失、嘴角向右上歪斜。发病时无意识障碍，无头痛、头晕，无恶心、呕吐，无视物模糊，无面部麻木，无耳鸣及听力下降，无四肢活动障碍及大小便失禁。发病初期至外院行中医针灸和西医激素及康复治疗。1 个月后患者左侧面瘫部分缓解，但逐渐出现左侧面部紧绷感，联带运动，即咀嚼、鼓腮、露齿、咬牙时出现左眼不自主抽动（口 - 眼联带运动），左眼闭合可出现左侧口角不自主抽动（眼 - 口联带运动），伴左侧面部及口角活动受限。现患者为求进一步诊疗，特来我科门诊，拟"左侧周围性面神经麻痹（面瘫后遗症、痉挛性合并弛缓性、联带运动）"收治入院（图 14-1）。

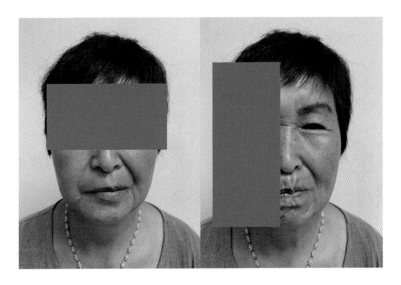

图 14-1 左图：患者闭眼时，左侧嘴角上抬；右图：鼓腮时，左眼不自主闭合

二、术前评估

1. 临床评估　神志清楚，精神可，自主睁眼，有指令动作，语言清晰，对答切题，定向定时正常，计算能力正常。双眼活动自如，无眼震，无凝视，双侧瞳孔等大等圆，直径约 2.5mm，直接、间接对光反射阳性。转颈及耸肩正常。双侧听力粗测正常。克氏征、布氏征阴性。四肢肌张力正常，四肢肌力 Ⅴ 级，双侧 Babinski 征阴性。

静息状态下，患者眼裂（正常），患侧鼻唇沟（正常），患者口角（正常），患者（轻 - 中度）挛缩。

运动状态下，患者抬额头运动接近对称，抬额头时明显联动但无毁容；轻轻闭眼运动完全对称，轻轻闭眼时明显联动但无毁容；张嘴微笑运动接近对称，张嘴微笑时轻度联动；耸鼻运动接近对称，耸鼻时明显联动但无毁容；唇吸吮有运动但有错乱表情，唇吸吮时轻度联动。

Sunnybrook 评分：运动得分（76）分，静息得分（0）分，联动得分（7）分，总分（69）分。

House-Brackmann 2.0 分级（Ⅱ）级，总分（7）分。

2. 影像学评估　入院后行颞骨薄层 CT 检查（图 14-2）。

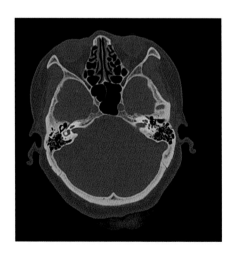

图 14-2　岩骨 CT

注：双侧内听道结构对称，双侧桥小脑角未见明显异常。

头颅 MRI 检查（图 14-3）。

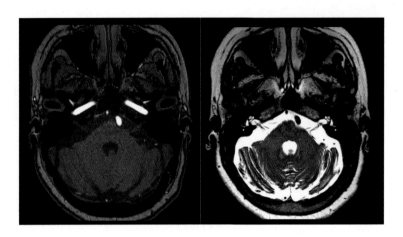

图 14-3 双侧桥小脑角未见占位征象

3．电生理学评估

（1）神经传导：双侧面神经传导基本对称。

（2）瞬目反射：诱发双侧 R1、R2 及 R2'，潜伏期基本对称，正常范围。

（3）异常肌反应：左侧 AMR 阳性。

（4）听觉脑干诱发电位：双侧 V 波分化可，潜伏期正常范围。

（5）肌电图：左侧额肌，口轮匝肌及降口角肌可见联带运动。

（6）F 波：双侧面神经 F 波正常引出，潜伏期及出现频率正常范围。

4．初步诊断　结合患者的临床表现、影像学和电生理检查结果，临床诊断为左侧周围性面神经麻痹（面瘫后遗症、痉挛性合并弛缓性、联带运动）。

三、治疗方案与手术要点

手术方案：左侧面神经颅外段主干粘连松解术。

具体手术过程：患者气管插管全麻满意后，取右侧卧位，三角钉头架妥善固定，完善电生理监测准备。标记出乳突尖、二腹肌沟和下颌角，从二腹肌沟上端至耳后约 1cm 画一弧形切口。常规消毒铺巾，切开皮肤、皮下，分离结缔组织，在颈前区内解剖出胸锁乳突肌前缘及二腹肌后腹，将胸锁乳突肌从乳突附着处向后稍做剥离，暴露乳突尖骨质，沿二腹肌沟前端探查，即可显露面神经出茎乳孔部及颞骨外段，解剖面神经颞骨外段，神经探针再次确定为面神经（图14-4）。术中神经电生理监测提示双向异常肌反应（AMR）阳性。在神经电生理监测下自茎乳孔至腮腺后缘面神经分叉处对面神经进行膜性松解。一般采用自茎乳孔区向面神经分叉处逐步松解的方法，层层递进，外侧需要包括面神经分叉区及部分上干与下干起始部，当AMR波形完全消失后，可以结束手术。对面神经进行人工神经鞘管包裹，随后对术区进行严密止血，逐层关闭切口，消毒包扎（图14-5）。

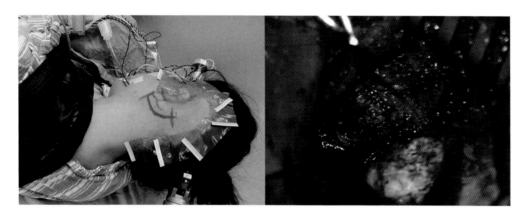

图14-4　手术体位及暴露乳突尖

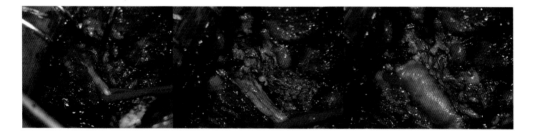

图14-5　暴露面神经主干并行神经膜性松解，最后用鞘管加以保护

四、术后随访与疗效分析

术后患者面瘫未加重，且无其他新发颅神经相关并发症，出院后给予患者口服维生素B_1及甲钴胺连续半年，同时坚持鼓腮、噘嘴等面部表情动作训练。术后

12个月随访时，患者自述面部紧绷感及僵硬感已完全消失，联带运动也较术前有了明显好转，患者对手术治疗的效果满意（图14-6）。

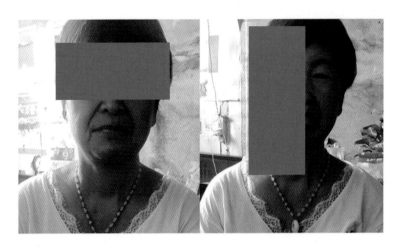

图14-6　术后随访

注：左图：患者闭眼时，左侧嘴角未见上抬；右图：鼓腮时，左眼不自主闭合较术前好转。

（蔡小敏　上海交通大学医学院附属新华医院）

五、专家点评

这是一例典型的痉挛性面瘫后遗症的患者，也是临床常见的类型。面瘫患者在保守治疗的过程中需要定期进行随访评估，一旦出现口眼联动等症状，则需要进行AMR异常肌电反应检测，如果AMR阳性，则可确诊为痉挛性面瘫后遗症，否则不能诊断。痉挛性面瘫后遗症的发生机制目前尚不清楚，大多认为与脱髓鞘的面神经纤维之间发生粘连有关，也有观点认为与面神经核团内神经元之间形成异常突触相关，无论如何，目前尚缺乏有效的治疗方法。上海交通大学医学院附属新华医院神经外科建立的颅外面神经松解术虽然填补了外科治疗技术的空白，但其治疗有效率目前仅仅能达到80%左右，而且很难完全根除面部痉挛的所有症状，因此积极开展相关的基础理论研究与临床应用技术研究有助于进一步完善现有技术或者建立新技术。

颅外面神经松解术治疗痉挛性面瘫后遗症的禁忌证。痉挛性面瘫后遗症有六大特征性的临床表现：口眼联动、面肌抽动、面部紧缩感、面部僵硬感、眼裂变小、睁眼困难。一旦临床确诊为痉挛性面瘫后遗症，则往往提示面神经纤维间形成了粘连，而且这类粘连会随着时间的推移进行性加重，没有自愈的可能，因此颅外面神经松解术是治疗痉挛性面瘫后遗症的唯一选择。颅外面神经松解术的手术时机直接影响了手术能够松解的范围，也与最终的手术效果密切相关。我们建议痉挛性面瘫后遗症一旦确诊，则应当尽早接受面神经松解手术，时间越早，粘连越轻，手术的效果也越好。当然，对于病程在数月甚至数年的患者，仍然可以选择进行面神经松解术。

面神经松解术治疗痉挛性面瘫后遗症的技术关键。面神经膜性松解术需要特殊的手术器械，尤其是面神经膜性切开刀，又称面神经梳理刀，这是目前开展此类手术必须使用的显微器械之一，手术前必须备好。手术需要全程在电生理学监测下进行，AMR 完全消失是决定手术进程的主要依据，AMR 部分消失或者 AMR 不消失，往往提示面神经松解不彻底，不能随意结束手术。面神经膜性松解的范围包括茎乳孔以远的面神经主干、面神经分叉区、面神经上干与下干的起始部。松解手术中应当逐层深入，由内侧端向远侧端逐步分离，尽可能避免使用双极电凝，尽可能减少对面神经纤维的直接牵拉，全部采用显微外科操作技术将面神经周围增生的膜性结缔组织尽可能去除，减少术后组织间粘连发生的风险。最后采用神经鞘管将面神经主干及其分支进行包裹，预防术后手术区粘连的发生。面神经松解术虽然没有太大的手术风险，但膜性松解的程度与手术疗效直接相关，因此在保证不损伤面神经的同时，尽可能实施充分的膜性松解是获得满意疗效的关键。

（李世亭　上海交通大学医学院附属新华医院）

第十五章

面神经鞘瘤合并面瘫的处理

一、病史介绍

刘某某，女，28岁，因"右侧抬眉无力、闭眼不全、口角活动受限2年半"入院。患者2年半前因无明显诱因下出现右侧抬眉无力、闭眼不全、右侧口角活动受限，患者口服维生素 B_1、甲钴胺、谷维素等药物对症治疗后面部症状无明显改善，此外经针灸治疗3个疗程亦无明显好转。入院前2周患者出现右侧口角间歇性不自主抽动，同时感觉面部紧缩与僵硬（图15-1）。查体发现右侧抬眉无力、右侧鼻唇沟加深、右侧用力闭眼露白、右侧口角运动受限。外院行头颅 MRI 平扫（2020年7月15日）提示：右侧额叶局部脑实质外间隙稍增宽，考虑局限性蛛网膜囊肿可能；脑部 MRA 未见明显异常；双侧面神经、听神经与小血管交叉走行。肌电图/诱发电位报告（外院2020年7月16日）示右侧面神经周围支不全损害。为求进一步治疗特来我科，拟以"右侧周围性面神经麻痹"收治入院。

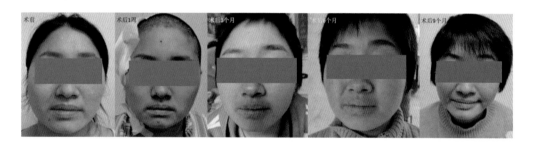

图15-1　患者术前及术后随访面部前面观

二、术前评估

1. 临床评估　神志清楚，精神可，自主睁眼，指令动作，语言清晰，对答切题，定向定时正常，计算能力正常。双眼球活动自如，无眼震，无凝视，双侧瞳孔等大等圆，直径约2.5mm，直接、间接对光反射阳性。转颈及耸肩正常。双侧听力粗测正常。克氏征、布氏征阴性。四肢肌张力正常，四肢肌力 V 级，双侧 Babinski 征阴性。

静息状态下，患侧眼裂（增宽），患侧鼻唇沟明显深在（较健侧过于明显），患者两侧口角基本对称，患侧面肌无挛缩。

运动状态下，患者抬额头无运动，抬额头时没有联动；轻轻闭眼有运动但有错乱的表情，轻轻闭眼时没有联动；张嘴微笑运动接近对称，张嘴微笑时没有联动；耸鼻轻度运动，耸鼻时没有联动；唇吸吮运动接近对称，唇吸吮时没有联动。

Sunnybrook评分：运动得分56分，静息得分10分，联动得分0分，总分46分；House-Brackmann2.0分级Ⅳ级，总分15分。

舌肌萎缩分级为（正常）Ⅰ级。舌前伸运动正常；舌右偏运动正常；舌左偏运动正常；舌上抬运动正常。舌运动功能评分量表：舌前伸运动100分，舌右偏运动100分，舌左偏运动100分，舌上抬运动100分。

2. 影像学评估　入院后行头颅增强磁共振检查（图15-2）及颞骨薄层CT检查（图15-3）。发现右侧中颅底膝状神经节附近异常信号，明显强化，影像学诊断为面神经鞘瘤。

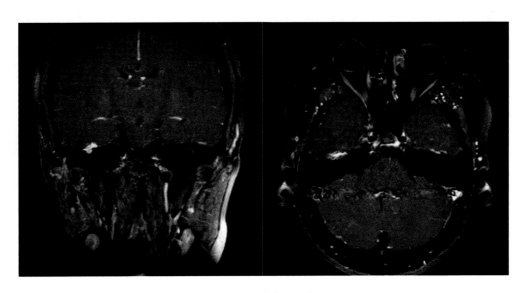

图 15-2　头颅磁共振

注：右侧膝状神经节区内见结节状 T_1WI 低、T_2WI 高信号灶，大小约 0.7cm×0.5cm，增强后显著强化，双侧内听道结构对称，双侧桥小脑角未见明显异常。左侧面听神经未见明显增粗，增强后未见明显强化。

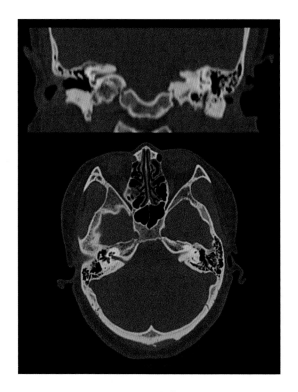

图 15-3　颞骨薄层 CT

注：右侧面神经管迷路段至鼓室段管腔增宽，管壁骨质吸收变薄，内耳形态正常；左侧乳突小房气化程度佳，外耳道通畅，听小骨形态正常，中耳鼓室内未见明显异常密度影。

3. 电生理学评估

神经传导：右侧面神经各分支较左侧下降 0%、14%、0%、62.5%。

瞬目反射：右侧未诱发，左侧诱发 R1、R2 及 R2’正常范围。

异常肌反应：未诱发典型异常肌反应。

听觉脑干诱发电位：双侧Ⅰ、Ⅲ、Ⅴ波分化可，各潜伏期及峰间期未见明显异常。

肌电图：右侧面神经支配肌主动募集反应减弱。

F 波：双侧面神经 F 波正常引出，潜伏期及出现频率正常范围。

三、治疗方案与手术要点

1. 手术方案　经颅中窝硬膜外入路面神经鞘瘤切除术，一期行面神经修复术

（舌下神经、颈神经联合移植术）。

2. **手术过程** 患者气管插管全麻满意后取平卧位，头偏向左侧，头架固定。根据术前 MRI 定位，于右侧耳屏前向颞顶部做一弧形切口，长约 10cm。常规消毒铺巾，逐层切开头皮、肌肉直至骨膜，用磨钻及铣刀做一约 6cm×4cm 骨窗，骨蜡止血，悬吊硬膜。逐步分离抬起中颅底硬脑膜，暴露右侧中颅窝底后即可见肿瘤组织。肿瘤组织质软，色红，血供一般，完整切除肿瘤。反复冲洗未见明显出血后予小片肌肉、人工硬脑膜修补颅底，还纳骨瓣，连接片、钛钉固定，逐层缝合肌肉、关闭切口（图 15-4）。

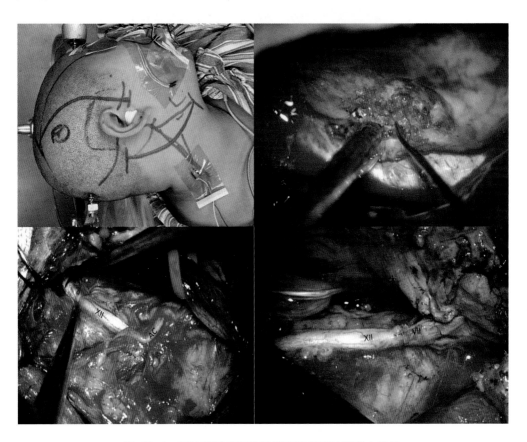

图 15-4　面神经鞘瘤切除及舌下神经颈神经联合移植

而后行右侧舌下神经 - 颈神经联合移植术。完善电生理监测准备。标记出乳突尖、二腹肌沟和下颌角，从二腹肌沟上端至下颌角后下方约 1cm 画一弧形切口，长约 8cm。常规消毒铺巾，切开皮肤、皮下，分离结缔组织，去除部分颞骨乳突，在颈前区内解剖出胸锁乳突肌前缘及二腹肌后腹，向两侧牵开，暴露颈动脉三角，显露颈动脉鞘，进而游离出颈内静脉、颈外动脉。沿颈内静脉和颈外动脉之间、二腹肌后腹后下方仔细解剖并游离出舌下神经，向远端继续分离暴露出足够长的舌下神经和 C_1 神经，分别用皮筋标记，术中电生理监测确认舌下神经功能完好。随后解剖面神经主干，将胸锁乳突肌从乳突附着处向后稍作剥离暴露出乳突尖骨质并将其磨除至二腹肌沟水平，沿二腹肌沟前端探查即可暴露出面神经主干，充分游离后也予以皮筋标记。将舌下神经远端用 4-0 prolene 线缝合固定（定位线），随后在此固定线近侧切断舌下神经主干。将游离的舌下神经经二腹肌后腹下方移位至面神经附近。靠近茎乳孔切断面神经主干，向下翻转，与舌下神经无张力对接，然后用 9-0 prolene 缝线做面神经 – 舌下神经端 – 端吻合（4 ~ 6 针）。随后切断 C_1 神经，将其下移至舌下神经远侧端，用 9-0 prolene 缝线与舌下神经远端行端 – 端吻合（1 ~ 2 针）。吻合满意，吻合口无明显张力。对两处神经吻合口进行人工鞘管包裹及外周生物胶固定。生理盐水反复冲洗，未见明显活动性出血，关闭切口。

四、术后随访与疗效分析

术后复查头颅增强 MRI 检查提示右侧膝状神经节处肿瘤完全切除。术后患者面瘫症状未见明显加重且无新发的颅神经并发症。出院后患者继续口服甲钴胺等营养神经药物，在随访 1 年时，患者面瘫症状得到明显改善（HB– Ⅱ级）且舌肌功能未见明显异常。选择合适的手术入路及全切肿瘤同时一期行面神经修复是术后面神经功能恢复至 HB– Ⅱ级的关键因素。在操作过程中需要仔细解剖面神经、舌下神经及 C_1 神经，并需要进行无张力吻合。

（蔡小敏　上海交通大学医学院附属新华医院）

五、专家点评

这是一例由于面神经鞘瘤而导致的病理性面瘫，术后病理证实为面神经鞘瘤。

患者接受了经中颅底硬膜外入路肿瘤切除术及联合移植面神经功能重建术，随访结果提示面神经功能获得了满意的恢复。

面神经鞘瘤合并周围性面瘫的治疗策略取决于面瘫的程度及肿瘤的部位。如果面瘫程度为 HB Ⅰ～Ⅲ级，则建议随访或者单纯接受立体定向放射外科治疗。相反，如果面瘫程度为 HB Ⅳ～Ⅵ级，则建议直接切除肿瘤并进行面神经功能重建。由于面神经鞘瘤一般生长缓慢，对于面瘫程度较轻且面瘫进展缓慢的患者，更加倾向于随访观察。而对于病情进展较快的患者，则可以选择直接进行病灶切除及功能重建。临床上面临的主要困难在于患者的误诊，比如该患者在开始的 2 年多时间内，虽然就诊了多家医院，但都被诊断为原发性面瘫，给予了药物治疗、中医中药治疗、针灸治疗以及很多的秘方偏方治疗，不仅造成了大量的时间浪费和经济支出，也错失了最佳的治疗时机。因此，对于任何一个周围性面瘫患者，都不能轻易定性为原发性面瘫，所有诊断都应当建立在全面详细的检查基础之上。

同样，面神经鞘瘤的部位是决定面神经功能重建方案的主要依据。如果面神经鞘瘤位于脑干与茎乳孔之间的面神经，切除肿瘤后如果选择桥接移植，面神经轴突需要生长很长的时间才能支配面部的肌肉，而且新生纤维需要穿越两个吻合口，最终的功能恢复水平并不理想，因此这类情况大多建议直接采用替代移植。相反，如果面神经鞘瘤位于茎乳孔与腮腺之间，切除肿瘤之后可以选择桥接修复，新生面神经纤维很快就能分布到面部的肌肉，最终的功能恢复也比较满意，当然这类患者也可以采用替代移植方法进行功能重建。

手术操作要点。面神经鞘瘤大多数都位于膝状神经节及其附近区域，切除病灶时都可以采用单纯的中颅底硬膜外手术入路，而且肿瘤常常已经破坏了膝状神经节及其附近的骨质，抬起中颅底的硬膜后常常可以直接显露出病灶，沿肿瘤四周再去除部分骨质就可以充分暴露整个病灶，方便整个肿瘤的切除。舌下神经与颈神经联合移植修复面神经功能的手术操作在前面的章节已经有详细的陈述，建议参阅。

（李世亭　上海交通大学医学院附属新华医院）

第十六章

胆脂瘤合并
面瘫的治疗

病例 1：

一、病史介绍

患者女性，21 岁。右眼闭眼不全、口角歪斜伴有右耳听力进行性下降 4 年。发病之后曾接受维生素 B_1、甲钴胺、地巴唑等神经营养性药物治疗，还接受过长期的针灸、中药等治疗，但是面瘫以及听力障碍等症状无明显缓解。在当地医院诊断为原发性面瘫、难治性面瘫，为进一步诊治入住新华医院。

二、术前评估

1. 临床评估　入院查体如下：

静息状态下：双侧面部不对称，右侧鼻唇沟变浅，右侧口角下歪，轻度挛缩。

运动状态下：右侧额纹消失，右侧抬眉无力，右眼闭合不全，bell（＋），右侧口角运动明显受限，鼓腮时右侧口角漏气，上下颌咬合时口角向左侧歪斜。

House-brackmann 2.0 分级（Ⅳ）级。

舌萎缩分级（1）级，舌运动功能评分：舌前伸运动（100）分，舌右偏运动（100）分，舌左偏运动（100）分，舌上抬运动（100）。

听觉检查：右侧听力中 - 重度下降，左侧正常（图 16-1）。

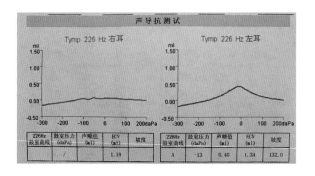

图 16-1　双侧声阻抗检查

2. 影像学评估　患者入院后接受了薄层岩骨 CT 扫描及以内听道为中心的薄层核磁共振检查，岩骨 CT 扫描显示右侧中颅底骨质破坏，右侧岩骨内可见软组织密度影（图 16-2）。核磁共振检查显示右侧中耳乳突内软组织影，可见强化，双侧面神经未见明显增粗（图 16-3）。

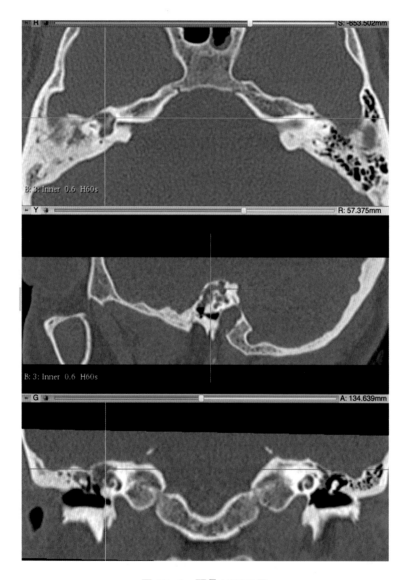

图 16-2　颞骨 HRCT 示

注：右侧岩骨内可见软组织密度影，伴有局部骨质破坏。

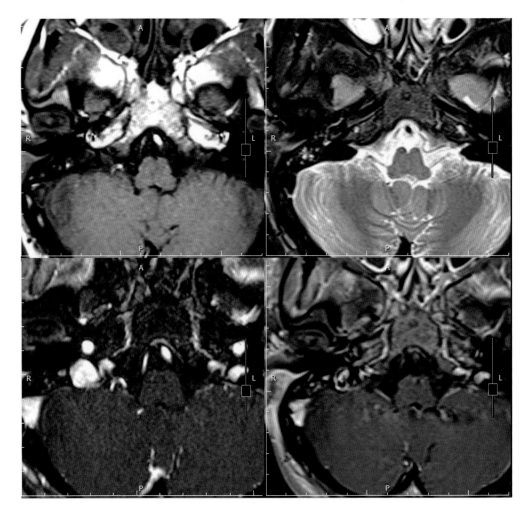

图 16-3 MRI 示

注：右侧中耳乳突内软组织影，可见强化，双侧面神经未见明显增粗。

3. 电生理学评估

（1）神经传导：右侧额肌 CMAP 波幅下降了 29%、眼轮匝肌 CMAP 波幅下降了 31%、颧肌 CMAP 波幅下降了 8%、口轮匝肌 CMAP 波幅下降了 25%、降口角肌 CMAP 波幅下降了 7%。

（2）瞬目反射：右侧未诱发，左侧 R1、R2 及 R2'潜伏期正常范围。

（3）异常肌反应：双侧未诱发 AMR。

（4）肌电图：右侧面神经支配肌主动募集反应减弱（图 16-4）。

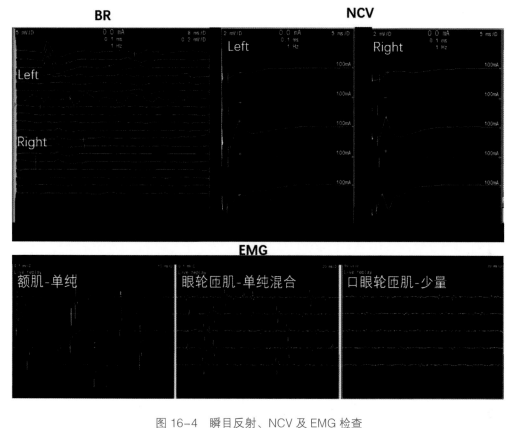

图 16-4　瞬目反射、NCV 及 EMG 检查

三、治疗方案与手术要点

1. 治疗方案　根据术前影像学表现，诊断为岩骨内胆脂瘤，面瘫及听力下降为继发性症状，因此决定单纯进行肿瘤切除术（中颅窝硬膜外入路）。

2. 手术过程　本例患者采用常规的中颅窝硬膜外入路，抬起中颅底硬脑膜后，即可显露病灶（骨质已经被吸收），见岩骨内肿瘤组织呈白色，质地软，无血供，显微镜下观察符合胆脂瘤大体表现并得到术后病理证实。肿瘤组织予以全部切除，瘤腔四周光滑，未见面神经与听神经（图 16-5 至图 16-7）。

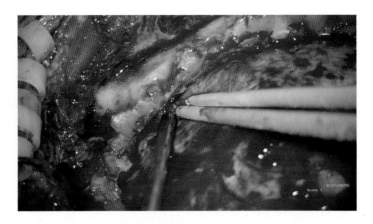

图 16-5　中颅窝硬膜外入路，抬起中颅底硬膜

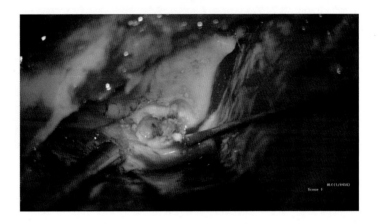

图 16-6　岩骨内肿瘤组织呈白色，质地软，镜下符合胆脂瘤大体表现

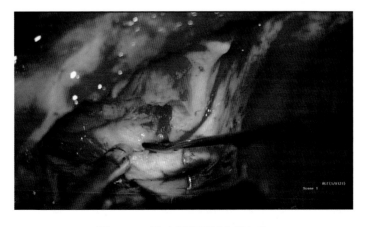

图 16-7　肿瘤组织予以全部切除

四、术后随访与疗效分析

术后患者面瘫症状未见明显加重且无新发的颅神经并发症。出院后患者继续口服甲钴胺等营养神经药物，在随访1年时，患者面瘫症状得到明显改善（HB-Ⅱ级）。对于这种年轻的女性患者，对生活质量要求比较高，应仔细评估肿瘤切除和手术引起的面瘫并发症的风险，选择对患者受益比较大的手术策略。

病例 2：

一、病史介绍

患者男性，35岁。右侧抬眉无力、闭眼不全、口角运动受限3年余。发病初期行针灸、药物等治疗，规律治疗后患者面瘫未见明显好转。外院 MRI 示右侧颞骨及内听道内异常信号，局部与面神经分界欠清。

二、术前评估

1. 临床评估

入院查体：静息状态下：右侧眼裂正常，口角向对侧歪斜，鼻唇沟变浅，轻度挛缩。

运动状态下：右侧抬眉无力，闭眼不全，bell（+）。

House-brackmann 2.0 分级：Ⅴ级。

舌萎缩分级（1）级，舌运动功能评分：舌前伸运动（100）分，舌右偏运动（100）分，舌左偏运动（100）分，舌上抬运动（100）。

听力检查：右耳听力中度下降。

2. 影像学评估 患者接受了头部 CT 与 MRI 扫描，显示右侧颞骨内骨质破坏，考虑胆脂瘤（图16-8、图16-9）。

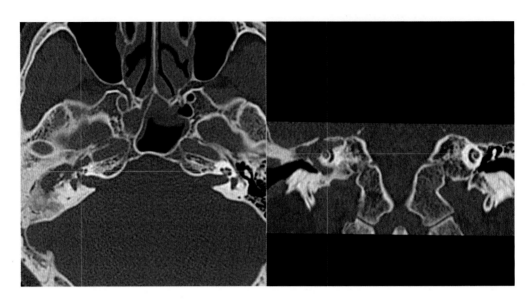

图 16-8　颞骨 CT

注：右侧颞骨局部骨质破坏，考虑胆脂瘤。

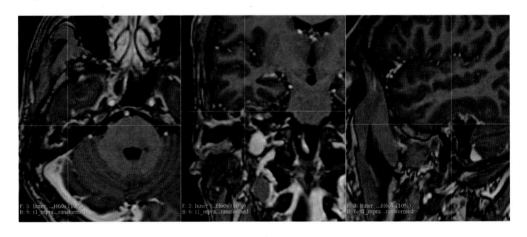

图 16-9　MRI 检查

注：右侧颞骨及内听道内异常信号，局部与面神经分界欠清。

3. 电生理学评估

（1）肌电图：右侧面神经支配肌部分主动募集反应减弱 / 消失，口轮匝肌、降口角肌为对侧面神经支配。

（2）瞬目反射：右侧未诱发，左侧 R1、R2 及 R2'，潜伏期正常范围。

（3）神经传导：右侧额肌 CMAP 波幅下降了 28%、降口角肌 CMAP 波幅下降了 42%。

（4）异常肌反应：未诱发 AMR。

（5）听觉脑干诱发电位：右侧各波分化不清，左侧 V 波分化可，潜伏期在正常范围（图 16-10）。

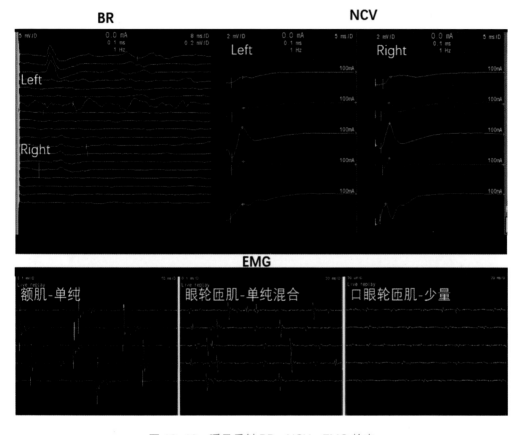

图 16-10　瞬目反射 BR、NCV、EMG 检查

三、治疗方案与手术要点

1. 治疗方案　考虑患者术前面瘫 HB V 级，而且病程已经 3 年，决定进行肿瘤切除，同期进行替代移植重建面神经功能。

2. 手术操作　中颅底硬脑膜手术入路，具体操作见上一章，抬起中颅底硬脑膜后，即可清楚显示位于岩骨内的胆脂瘤，肿瘤呈灰白色、软、无血供、容易去除，切除肿瘤后显示肿瘤已经破坏内听道周围骨质，内听道已经被肿瘤侵犯，取颞肌块填塞瘤腔，胶水封堵，常规关闭切口。术后病理证实为胆脂瘤（图16-11）。

接着进行舌下神经、颈神经联合移植面神经功能重建手术，采用前面章节陈述的方法依次暴露舌下神经、颈神经及面神经，完成颈神经－舌下神经端－端吻合，舌下神经－面神经端－端吻合（图16-12、图16-13），确保神经断端对接良好，并保证无张力吻合（具体方法见前述）。

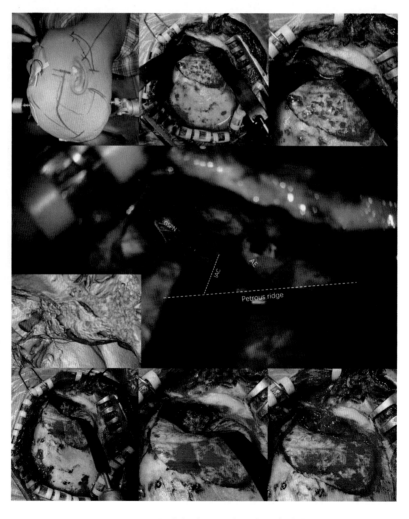

图 16-11　经中颅底硬膜外入路切除肿瘤

注：GSPN：岩浅大神经；IAC：内听道；AE：弓状隆起；Petrous ridge：岩骨嵴。

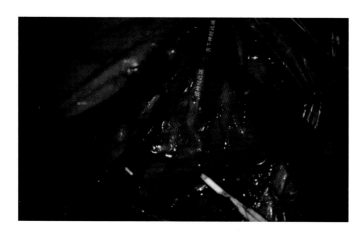

图 16-12　颈神经近端 - 舌下神经远端吻合

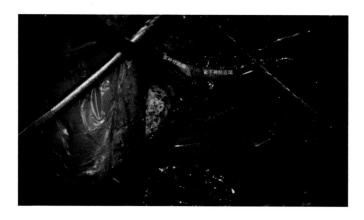

图 16-13　舌下神经近端 - 面神经远端吻合

四、术后随访与疗效分析

术后复查头颅增强 MRI 检查提示右侧岩骨内肿瘤未见复发。出院后患者继续口服甲钴胺等营养神经药物，在随访 1 年时，患者面瘫症状得到明显改善（HB-Ⅱ级），且舌肌功能未见明显异常。对于这种胆脂瘤完全包绕侵犯面神经的情况，术中做到肿瘤全切及保留面神经功能比较困难。一期行手术切除＋舌下 - 面神经 - C_1 神经联合替代移植术可使患者获得最大收益，是一种不错的手术策略。

（王好鹏　上海交通大学医学院附属新华医院）

五、专家点评

岩骨胆脂瘤有原发和继发两类。原发性岩骨胆脂瘤是胚源性的外胚层组织滞留于颞骨所致，它可原发于岩尖，向面神经管、乳突及鼓室侵犯；继发性岩骨胆脂瘤多继发于胆脂瘤型中耳炎、手术及外伤等。原发及继发两类岩骨胆脂瘤治疗原则相同，即彻底清除胆脂瘤上皮。手术入路的选择取决于病变部位、范围及面神经和听神经的功能状况。本节第一例患者胆脂瘤发生于颞骨内面神经膝状神经节部，患者以面瘫起病，入院 House-Brackmann 2.0 分级为Ⅳ级，患者自我感觉面瘫程度已经稳定，结合影像学等检查考虑岩骨胆脂瘤。考虑到患者为年轻未婚女性，面瘫症状相对稳定，胆脂瘤又较小，决定单纯进行肿瘤切除，术后 1 年的随访患者面瘫症状较之前明显改善，生活质量明显提升。因此，面瘫症状相对较轻的患者可以选择单纯进行病灶切除。相反，第二例患者的情况就完全不同，术前影像学提示颞骨内的胆脂瘤已经广泛破坏周围骨质，而且术前面瘫已经发展为重度面瘫（HB V 级），且呈进行性加重，手术中也证明了术前判断，内听道骨质已被肿瘤破坏，胆脂瘤已经侵入内听道，因此切除胆脂瘤之后，直接进行了替代移植手术重建面神经功能，术后随访结果也证明了这一手术方案的有效性。所以，当中颅底的胆脂瘤体积较大，而且内听道已经被侵犯，面瘫及听力障碍呈进行性加重，这类患者就应当同时进行病灶切除与面神经功能重建。

（李世亭　上海交通大学医学院附属新华医院）

第十七章

岩浅大神经鞘瘤合并面瘫的处理

病例 1:

一、病史介绍

患者女性，61 岁。1 年半前逐渐出现左侧面瘫，进行性加重，4 个月后进展为完全性面瘫，期间左侧听力逐渐减退并基本丧失，面神经功能 HB 分级：Ⅴ～Ⅵ级。曾行针灸、理疗等治疗措施，效果不明显。

二、术前评估

1. 临床评估

入院查体：静息状态下：左侧眼裂正常，鼻唇沟变浅，口角未见明显下垂。

运动状态下：左侧抬眉无力，闭眼不全，bell（+）。

House-brackmann 2.0 分级Ⅴ～Ⅵ级。

舌萎缩分级（1）级，舌运动功能评分：舌前伸运动（100）分，舌右偏运动（100）分，舌左偏运动（100）分，舌上抬运动（100）。

听力检查：左耳重度听力下降。

2. 影像学评估 患者入院后接受了颞骨薄层 CT 扫描（图 17-1）以及 MRI 增强扫描（图 17-2），显示左侧颞骨岩部及中耳内软组织肿块，呈不均匀强化，考虑为岩浅大神经鞘瘤。

3. 电生理学评估（图 17-3）

（1）神经传导：左侧额肌 CMAP 波幅下降了 100%、眼轮匝肌 CMAP 波幅下降了 75%、颧肌 CMAP 波幅下降了 81%、口轮匝肌 CMAP 波幅下降了 100%、降口角肌 CMAP 波幅下降了 100%。

（2）瞬目反射：左侧未诱发，右侧 R1、R2 及 R2'潜伏期正常范围。

（3）异常肌反应：双侧未诱发 AMR。

（4）听觉脑干诱发电位：左侧 V 波分化不良。

（5）肌电图：左侧面神经支配肌主动募集反应消失或减弱。

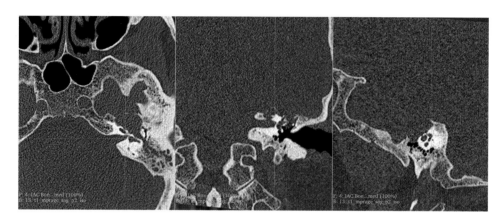

图 17-1　颞骨薄层 CT

注：左侧颞骨岩部、中耳见软组织肿块，部分累及听小骨。

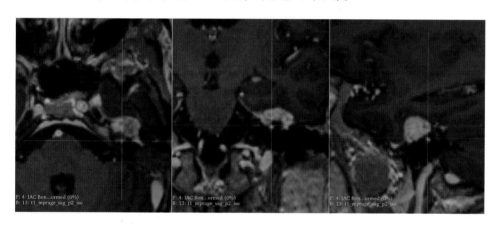

图 17-2　MRI 增强

注：左侧颞骨岩部占位，大小约 1.9cm×1.2cm，不均匀强化，考虑岩浅大神经鞘瘤。

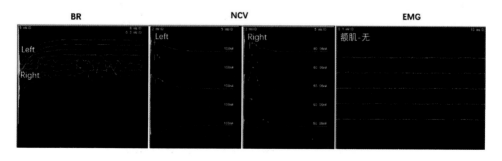

图 17-3　瞬目反射 BR、NCV、EMG 检测

三、治疗方案与手术要点

治疗方案：岩骨内肿瘤为导致面瘫的原因，考虑面瘫为重度，且出现了听力的严重损害，因此决定全切肿瘤，并进行一期联合移植，重建面神经功能。

手术操作：本例患者手术包括两部分：经中颅窝硬膜外入路切除肿瘤，然后行舌下神经、颈神经联合移植替代修复面神经功能。首先行中颅窝肿瘤切除手术，常规采用左侧颞部斜行直切口，游离骨瓣、分离抬起中颅底硬脑膜，可见肿瘤已侵蚀破坏岩骨上表面骨质，与颞底硬膜粘连。肿瘤呈灰白色，镜下符合神经鞘瘤大体表现并得到术后病理证实。镜下全切肿瘤，可见被肿瘤侵蚀的岩骨、鼓室和听小骨，后者予以保留（图17-4、图17-5）。取颞肌块填塞瘤腔所在岩骨，胶水封堵，关闭切口；然后常规行舌下神经、颈神经联合移植手术，具体操作过程见前一章节陈述（图17-6、图17-7）。

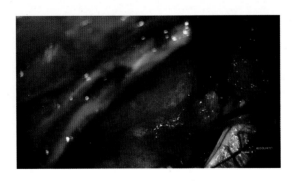

图 17-4　肿瘤呈灰白色，镜下符合神经鞘瘤大体表现

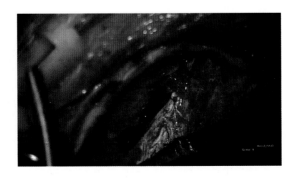

图 17-5　镜下肿瘤全切

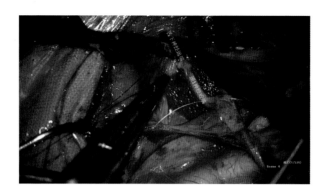

图 17-6　C_1 神经近端与舌下神经远端吻合

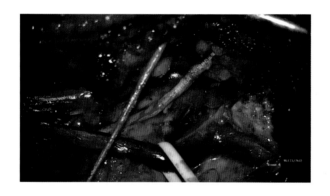

图 17-7　舌下神经近端与面神经远端吻合

四、术后随访与疗效分析

术后复查头颅增强 MRI 检查提示右侧岩浅大神经处肿瘤完全切除。术后患者面瘫症状未见明显加重且无新发的颅神经并发症。出院后患者继续口服甲钴胺等营养神经药物。在随访 1 年时，患者面瘫症状得到明显改善（HB–Ⅱ级）且舌肌功能未见明显异常。选择合适的手术入路及全切肿瘤同时一期行面神经修复是术后面神经功能恢复至 HB–Ⅱ级的关键因素。在操作过程中需要仔细解剖面神经、舌下神经及其降支，并需要进行无张力吻合。

病例2：

一、病史介绍

患者女性，28 岁。患者 10 年前怀孕期间无明显诱因下突发右眼闭眼不全，右侧额纹消失，抬眉无力，嘴角向左侧歪斜等面瘫症状。怀孕期间患者仅口服神经营养药物，产后开始服用中药、针灸（共计 1.5 个月），面瘫症状无明显改善。整个病程中一直以原发性面瘫进行保守治疗。

二、术前评估

1. 临床评估　入院查体如下：

静息状态下：面部明显不对称，右侧鼻唇沟变浅，额纹消失，右侧口角下垂，右侧面部肌肉不同程度萎缩。

运动状态下：右侧抬眉无力，闭眼不全，bell（+），右侧鼓腮漏气。

House-brackmann 2.0 分级（Ⅴ）级。

舌萎缩分级：1 级。舌运动功能评分：舌前伸运动 100 分，舌右偏运动 100 分，舌左偏运动 100 分，舌上抬运动 100 分。

听力检查：双侧听力正常对称。

2. 影像学评估　患者入院后接受了颞骨薄层 CT 扫描（图 17-8）以及 MRI 增强扫描（图 17-9），显示左侧颞骨岩部内软组织肿块，呈不均匀强化，考虑为岩浅大神经鞘瘤。

3. 电生理学评估（图 17-10）

（1）神经传导：右侧面神经各分支较左侧下降 80%、90%、52.9%、89%。

（2）瞬目反射：右侧未诱发，左侧 R1、R2 及 R2′潜伏期正常范围。

（3）肌电图：双未诱发典型异常肌反应。

（4）听觉脑干诱发电位：双侧Ⅰ、Ⅲ、Ⅴ波分化可，各潜伏期及峰间期未见明显异常。

（5）肌电图：符合面神经损害表现。

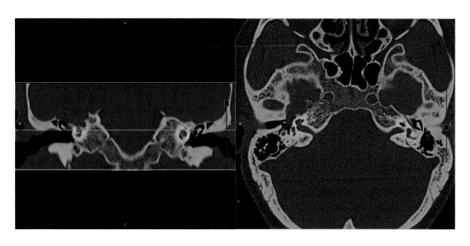

图 17-8　颞骨薄层 CT

注：右侧中耳鼓室前顶壁膨胀性骨质破坏，部分软组织向鼓室内突出。

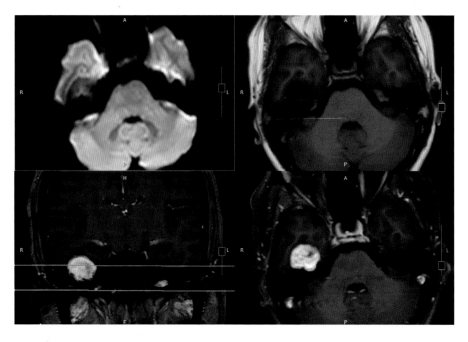

图 17-9　MRI 检查

注：右侧颞骨岩尖异常信号，直径约 2.2cm，呈 T_1 低信号，DWI 低信号，增强后明显强化，考虑神经鞘瘤可行性大。

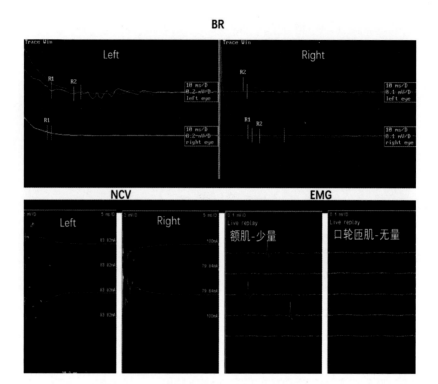

图 17-10　瞬目反射 BR、NCV、EMG 检测

三、治疗方案与手术要点

1. 治疗方案　岩骨内肿瘤为导致面瘫的根本原因，考虑面瘫为重度，且病程已经 10 年不见好转，因此决定全切肿瘤，并进行一期联合移植，重建面神经功能。

2. 手术操作　本例患者手术包括两部分：经中颅窝硬膜外入路切除肿瘤，然后行舌下神经、颈神经联合移植替代修复面神经功能。首先行中颅窝肿瘤切除手术，常规采用自右耳前至颞顶部的弧形切口，长约 12cm，逐层切开头皮、肌肉至骨膜。磨钻铣刀做一 6cm×4cm 骨窗，分离抬起中颅底硬脑膜，可见肿瘤已侵蚀破坏岩骨上表面骨质，与颞底硬膜粘连。肿瘤呈灰白色，镜下符合神经鞘瘤大体表现并得到术后病理证实，镜下全切肿瘤（图 17-11、图 17-12）。取颞肌块填塞瘤腔所在岩骨，胶水封堵，关闭切口；然后常规行舌下神经、颈神经联合移植手术，具体操作过程见前一章节陈述（图 17-13、图 17-14）。

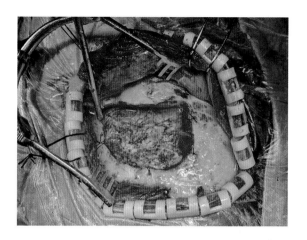

图 17-11　磨钻铣刀于右侧颞部作一 6cm × 4cm 骨窗

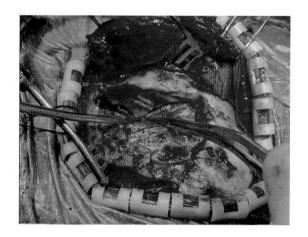

图 17-12　镜下完全切除肿瘤

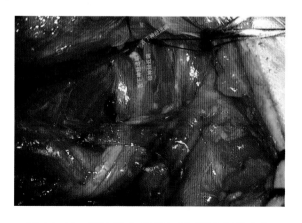

图 17-13　颈神经 C_1 近端与舌下神经远端吻合

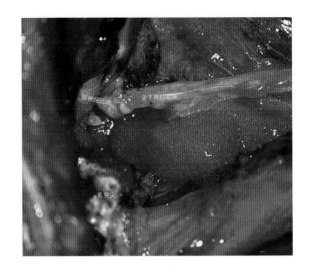

图 17-14　舌下神经近端与面神经远端吻合

四、术后随访与疗效分析

术后复查头颅增强 MRI 检查提示右侧岩浅大神经处肿瘤完全切除。出院后患者继续口服甲钴胺等营养神经药物，在随访 1 年时，患者面瘫症状得到明显改善（HB-Ⅱ级）且舌肌功能未见明显异常。选择合适的手术入路及全切肿瘤同时一期行面神经修复是术后面神经功能恢复至 HB-Ⅱ级的关键因素。在操作过程中需要仔细解剖面神经、舌下神经及其降支，并需要进行无张力吻合。

（王好鹏　上海交通大学医学院附属新华医院）

五、专家点评

本节介绍了两例由岩浅大神经鞘瘤导致的继发性周围性面瘫的治疗经过，需要特别强调的是，这两例患者都被误诊为原发性面瘫，并接受了长期的药物治疗及多种保守治疗措施，不仅错失了最佳的手术时机，还浪费了大量的精力与费用，甚至造成了患者对疾病治疗的绝望与抑郁。因此，无论是什么类型的面瘫，在决定治疗方案之前都应该接受详细全面的病因学检查，杜绝误诊与漏诊。

　　岩浅大神经鞘瘤导致的周围性面瘫的临床症状有其自身的特点，大多数患者首先表现为不同程度的面瘫，根据肿瘤生长的速度及生长方向的不同，可以出现肿瘤压迫类症状，表现为面瘫进行加重，以及逐渐加重的听力障碍，部分患者还会出现面部麻木与视力下降；而且出现听力障碍的患者往往提示肿瘤较大，与面神经鞘瘤导致的面瘫不同的是，面神经鞘瘤往往很小。

　　此类患者的治疗方案是明确的，既需要切除岩浅大神经鞘瘤，同时又需要进行面神经功能的替代移植重建。肿瘤切除都采用中颅底硬脑膜外手术入路，手术操作技术要点与前面章节相同。舌下神经、颈神经联合移植手术的步骤及技术关键也在前面章节中有详细陈述，可参阅。

（李世亭　上海交通大学医学院附属新华医院）

第十八章

桥小脑角肿瘤合并
面部联带运动

一、病例介绍

患者女性，32 岁，因"右侧面瘫 1 年，出现联带运动 6 个月余"入院。患者 1 年前受凉后出现右眼闭合不全、右侧额纹消失、抬眉无力、鼻唇沟消失、嘴角向左上歪斜，无意识障碍，无头痛、头晕，无面部麻木，无听力下降。无恶心呕吐，无四肢运动障碍。当时就诊于当地医院，未行相关影像学检查，直接给予口服药物治疗（甲钴胺、维生素 B_1），连续治疗数月后面瘫症状较前缓解，但出现右侧面部联带运动，咀嚼、鼓腮、露齿、咬牙等可出现右眼不自主闭合（口 – 眼联带运动），右眼闭合时可出现右侧口角不自主抽动（眼 – 口联带运动），伴有右侧面部及口角周围运动受限，微笑时口角仍向左侧歪斜。患者在我院门诊行头颅磁共振检查发现右侧桥小脑角区占位，故拟以"右侧桥小脑占位，痉挛性面瘫后遗症（联带运动）"收治入院。

二、术前评估

1. 临床评估（图 18-1）　神志清楚，精神可，自主睁眼，指令动作，言语清晰，定向定时正常，计算能力正常，双侧活动自主，无眼震，无凝视，双侧瞳孔等大等圆，直径约 2.5mm，直接间接对光反射阳性。转颈及耸肩正常。粗测双侧听力正常。颈软，克氏征、布氏征阴性。四肢肌张力正常，四肢肌力 V 级，双侧 Babinski 征阴性。

静息状态下，患侧眼裂正常，患侧鼻唇沟正常，患者口角正常，患侧面肌轻 – 中度挛缩。运动状态下，患侧抬额头运动接近对称，抬额头时无联动；轻轻闭眼运动完全对称，轻轻闭眼时明显联动但无毁容；张嘴微笑运动接近对称，张嘴微笑时轻度联动；耸鼻运动接近对称，耸鼻时明显联动但无毁容；唇吸有运动但有错乱的表情，唇吸时轻度联动。

Sunnybrook 评分：运动得分 80 分，静态得分 5 分，联动得分 8 分，总分 67 分。

House–Brackmann 2.0 分级：Ⅲ级，总分：10 分。

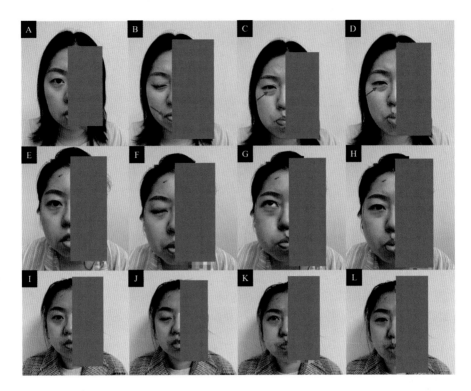

图 18-1　入院时面神经功能检查

2. 影像学评估　入院后行头颅磁共振检查及颞骨薄层 CT 检查（图 18-2、图 18-3）。右侧桥小脑角区见一类圆形结节，边界较清，肿瘤下界达面听神经层面，上界达三叉神经层面，并向内侧与脑干毗邻，大小约 2.1cm×1.3cm，T_1WI 呈等信号，T_2WI 呈稍高信号，DWI 呈稍高信号，增强后明显均匀强化，周围可见脑膜尾征，影像学诊断为脑膜瘤。

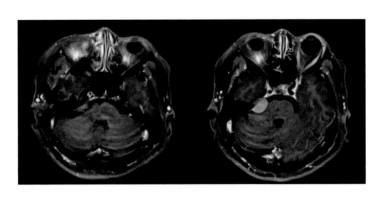

图 18-2　右侧桥小脑角占位，考虑脑膜瘤

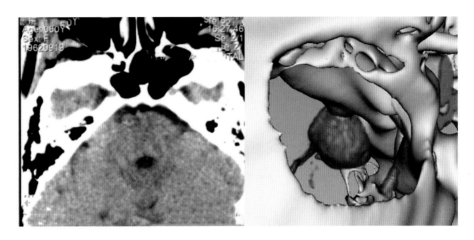

图 18-3　右侧桥小脑角区实性占位

3. 电生理学评估　术前电生理学检查，异常肌反应（AMR）阳性（图 18-4）。

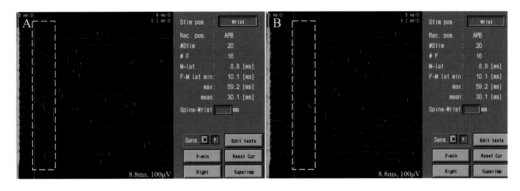

图 18-4　AMR 检测

注：A. 口－眼联带运动，潜伏期 8.8ms，波幅 100μV；B. 眼－口联带运动，潜伏期 8.8ms，波幅 100μV。

三、治疗方案与手术要点

1. 治疗方案　根据患者临床表现、影像学特征、电生理学检查可知，"右侧桥小脑角占位合并痉挛性面瘫后遗症"诊断明确，故一期行右侧桥小脑角占位切除术＋右侧面神经颅外段松解术。

2. 手术过程　患者气管插管，全麻满意后，取右侧卧位，颈部屈曲位，以三钉头架固定。常规消毒铺巾，取右枕下改良乙状窦后入路，右耳后发际内做约

10cm 纵形切口，逐层切开头皮、肌肉直达颅骨骨膜，牵开器牵开暴露乳突根部，颅骨骨窗前界至乙状窦，上界至横窦，骨窗直径约 2.5cm，骨蜡严密止血，硬脑膜完整。"T"形剪开硬脑膜并充分显露乙状窦与横窦夹角，并悬吊，缓慢释放脑脊液，以明胶海绵及脑棉保护小脑，于小脑外下方间隙逐步分离蛛网膜进入桥小脑角。充分剪开蛛网膜以及周围粘连，释放脑脊液后即可见肿瘤组织，色灰红，边界清楚，上界为小脑幕，下界为面听神经。明胶海绵脑棉保护下脑压板小心牵拉小脑，完整暴露肿瘤。显微剪刀小心分离肿瘤表面细小血管，明胶海绵保护下充分分离肿瘤包膜与蛛网膜边界。双极电凝灼烧肿瘤表面，首先小心分离肿瘤与面听神经之间的边界（图 18-5），而后分离肿瘤与三叉神经之间的粘连，用取瘤钳分块全部取出肿瘤组织，可见外展神经、三叉神经、面听神经保护完好；最后双极电凝灼烧硬脑膜表面肿瘤基底，充分止血。生理盐水反复冲洗，未见活动性出血。水密缝合硬脑膜，最后再用人工脑膜＋生物胶水覆盖，关闭切口。

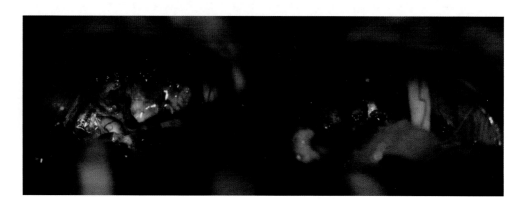

图 18-5　术中可见肿瘤下极推移面听神经，容易分离

而后实施颅外面神经松解术。在颈前区内解剖出胸锁乳突肌前缘及二腹肌后腹，将胸锁乳突肌从乳突附着处向后稍做剥离，暴露出乳突尖骨质，沿二腹肌沟前端探查即可见显露面神经出茎乳孔部及颞骨外段，解剖面神经颞骨外段，神经探针再次确定为面神经。术中神经电生理监测提示异常肌反应（AMR）阳性。在神经电生理监测下自茎乳孔至腮腺后缘面神经分叉处对面神经进行膜性松解。当 AMR波形完全消失后，结束手术。神经鞘管包裹面神经，逐层关闭切口（图 18-6、图 18-7）。

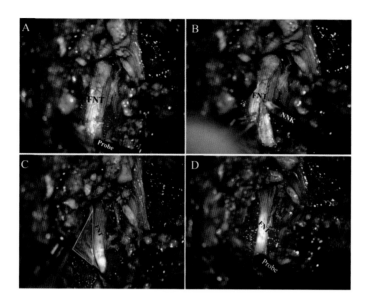

图 18-6　面神经膜性松解术

注：A. 神经探针刺激面神经主干；B. 神经松解刀挑开外膜；C. 松解外膜；D. 神经探针刺激面神经主干。Probe，神经探针；FNT，面神经主干；NNK，Nerve Neurolysis Knife，神经松解刀；黄色三角形：神经外膜。

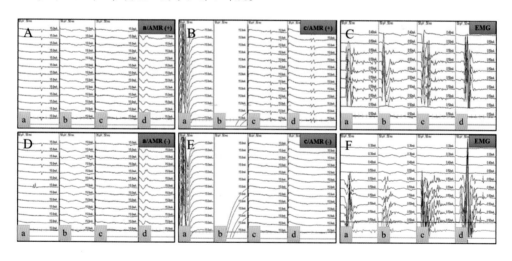

图 18-7　面神经膜性松解术中电生理学监测

注：A. 外膜松解前，刺激面神经下颌缘支在额肌记录到典型 AMR 波形；B. 外膜松解前，刺激面神经颞支在口轮匝肌上记录到典型 AMR 波形；C. 外膜松解前，神经探针刺激面神经主干，记录肌电图波形；D. 外膜松解后，刺激下颌缘支 AMR 波形消失；E. 外膜松解后，刺激颞支 AMR 波形消失；F. 外膜松解后，神经探针刺激面神经主干，记录肌电图波形。a. 额肌；b. 眼轮匝肌；c. 口轮匝肌；d. 降口角肌。

四、术后随访与疗效分析

1. 术后随访　术后第二天复查头颅增强 MRI 提示患者右侧桥小脑角占位完全切除。复查电生理提示联带运动 AMR 阴性，面部联带运动明显好转。术后病理为脑膜瘤（WHO-Ⅰ级）。随访 1 年面部联带运动基本消失。

2. 疗效分析　全面的术前评估是确保手术有效的前提与基础，术前评估包括量表评估、影像学检查及电生理检查。量表评估有助于详细了解痉挛性面瘫后遗症患者的客观状况，如静态外观、随意运动和联带运动等，同时也可了解疾病对患者躯体功能和社会生活功能的影响。影像学检查主要用于明确是否存在继发性面瘫病因。患者术前头颅磁共振提示右侧桥小脑角脑膜瘤。首先进行肿瘤切除术，术中可见肿瘤与面神经脑池段关系密切，术中保护面神经是手术成功的前提。此外，此患者异常肌反应 AMR 检测不仅有助于疾病诊断，而且 AMR 阳性也是该患者接受颅外茎乳孔区面神经松解术的必要前提。技术要点包括面神经的充分暴露、神经外膜及束膜的充分分离、全程 AMR 实时监测以及各类手术并发症的防治。手术切口应尽可能小，同时又能充分暴露面神经。耳后动脉与二腹肌后腹前缘是可靠的面神经定位标志，而且大多数患者能够在保留耳后动脉的前提下充分显露面神经。面神经松解术强调膜性松解，主要是将面神经外膜及束膜进行锐性切开并沿着面神经长轴进行充分分离，其中靠近腮腺后缘的面神经分叉处的分离更为重要。手术需要在全程 AMR 监测下进行，手术开始前应记录到典型 AMR 波，膜性松解过程中一旦发现 AMR 完全消失就应该停止手术。

（赵　华　上海交通大学医学院附属新华医院）

五、专家点评

该患者的首发症状特点支持面神经炎导致的周围性面瘫，经过保守治疗后出现痉挛性面瘫后遗症的情况在临床上非常常见，而后来检查发现的桥小脑角脑膜瘤体积小，并非导致面瘫的真正病因，因此我们认为桥小脑角脑膜瘤与痉挛性面瘫后遗症是两个独立的疾病诊断，因此我们才决定进行肿瘤切除术及面神经膜性松解术。

切除桥小脑角脑膜瘤存在损伤面听神经及三叉神经的风险，尤其是已经存在面瘫的患者，术中保护颅神经功能是首要目标，因此要坚持如下原则：首先寻找肿瘤周围的蛛网膜界面，并以此界面为标志将肿瘤与面神经神经干分离，放置适量明胶海绵保护，切除肿瘤过程中双极电凝要少用，要尽可能使用小功率电凝。

面神经膜性松解术需要全程在电生理学监测下进行，膜性松解术开始之前需要等待肌松剂代谢比较彻底，记录到典型 AMR 波形后才开始操作，具体的膜性松解技术已经在前面的章节中详细陈述，可参阅。这里需要提醒的是不能在后颅窝切除脑膜瘤之后，直接在后颅窝对面神经进行梳理，这样不仅会增加术后面瘫的程度，而且不会缓解痉挛性面瘫后遗症的所有症状。该患者的治疗经历最终也证实了上述论断。

（李世亭　上海交通大学医学院附属新华医院）

参考文献

[1]Tavares H，et al.Botulinum Toxin Type A Injection in the Treatment of Postparetic Facial Synkinesis：An Integrative Review[J].Am J Phys Med Rehabil，2022，101（3）：p.284-293.

[2]Kehrer A，et al.Using High-Resolution Ultrasound to Assess Post-Facial Paralysis Synkinesis-Machine Settings and Technical Aspects for Facial Surgeons[J].Diagnostics（Basel），2022，12（10）：1650.

[3]Gu T，Zhao M，Zhang C.Ocular-Oral Synkinesis Without Facial Palsy After Trauma：A Case Report[J].Ophthalmic Plast Reconstr Surg，2022.

第十九章

面肌痉挛合并
联带运动

一、病史介绍

患者李某，女，48岁，因"阵发性左侧面部、口角抽动20年余"入院。患者20多年前无明显诱因下出现左侧口角抽动，呈阵发性，逐渐出现口角向左侧歪斜，无昼夜规律，持续时间无明显规律。偶伴有左侧嗡嗡样耳鸣，无眼泪增多或眼干，无眼球活动障碍，无口水明显增多、流涎，无口齿不清，无听力下降、无肢体活动障碍。曾于外院行针灸、肉毒素治疗，但效果不佳。近2年来患者在发作间期出现左侧闭眼时同侧口角上扬，讲话时左侧眼裂变小等症状（图19-1）。为进一步治疗，门诊以"左侧面肌痉挛合并联带运动"收治入院。

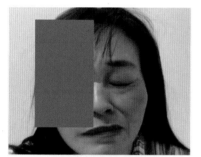
闭眼口角上抬

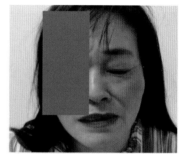
微笑眼裂变小

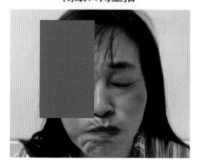
鼓腮眼裂变小

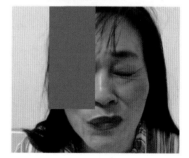
撅嘴眼裂变小

图 19-1　左侧面部口眼联动

二、术前评估

1. 临床评估　神志清楚，精神可，自主睁眼，指令动作，语言清晰，对答切题，定向定时正常，计算能力正常。双眼活动自如，无眼震，无凝视，双侧瞳孔等大等圆，直径约2.5mm，直接、间接对光反射阳性。面部抽搐发作时可见左侧眼睑、面部及口角明显抖动；发作间期：左侧闭眼时同侧口角上扬，讲话时左侧眼裂变小。转颈及耸肩正常。双侧听力粗测正常。克氏征、布氏征阴性。四肢肌张力正常，四肢肌力Ⅴ级，双侧Babinski征阴性。

Sunnybrook评分：静息得分（0）分，联动得分（6）分。

2. 影像学评估　入院后行头颅磁共振检查（图19-2）及颞骨薄层CT检查（图19-3）。颞骨薄层CT检查提示双侧乳突小气房气化程度佳，外耳道通畅，听小骨形态正常，中耳鼓室内未见明显异常密度影，内耳形态正常。面神经MRTA检查提示：左侧面神经旁血管影通过，桥小脑角区未见明显占位性病变。

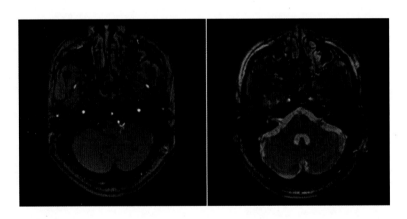

图 19-2　面神经 MRTA 检查提示左侧面神经有血管压迫

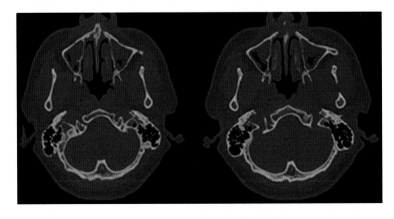

图 19-3　岩骨 CT 扫描未见异常

3．电生理学评估

神经传导：双侧面神经传导基本对称。

瞬目反射：诱发双侧 R1、R2、R2，潜伏期基本对称，正常范围。

异常肌反应：右侧可诱发典型 AMR（图 19-4）。

听觉脑干诱发电位：双侧 V 波分化可，潜伏期正常范围。

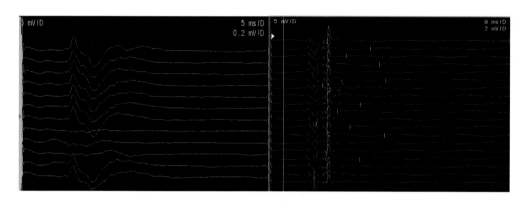

图 19-4　电生理学检测，可记录到典型多峰 AMR 波

三、治疗方案与手术要点

治疗方案：患者左侧面肌痉挛的临床诊断完全成立，伴随典型的左侧口眼联动症状，电生理检测记录到典型的"多峰 AMR"波，因此患者需要接受面神经显微血管减压手术，术中需要根据 AMR 波消失的情况决定是否需要进行面神经脑池段梳理术。

患者气管插管，全麻满意后，取右侧卧位，颈部屈曲位，以三钉头架固定。常规消毒铺巾，取左枕下乙状窦后入路，左耳后发际内作约 6cm 纵形切口，逐层切开头皮、肌肉直达颅骨骨膜，牵开器牵开暴露乳突根部，颅骨骨窗前界至乙状窦，上界至横窦，骨窗直径约 2.5cm，骨蜡严密止血，硬脑膜完整。"V"形剪开硬脑膜并充分显露乙状窦与横窦夹角，并悬吊，缓慢释放脑脊液，以明胶海绵及脑棉保护小脑，于小脑外下方间隙逐步分离蛛网膜进入桥小脑角，充分剪开蛛网膜以及周围粘连，释放脑脊液待颅压降低后，见后组颅神经，松解周围蛛网膜并向头端探查见椎动脉、小脑前下动脉与面神经 REZ 区关系密切（图 19-5）。

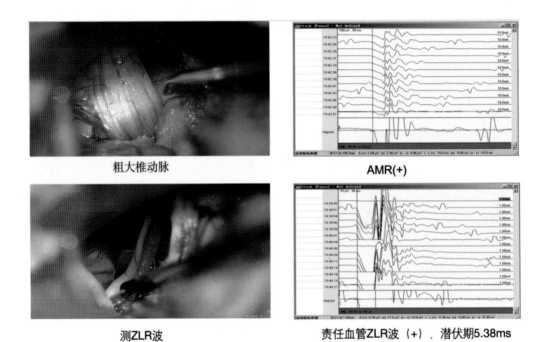

粗大椎动脉　　　　　　　　　　　　　AMR（+）

测ZLR波　　　　　责任血管ZLR波（+），潜伏期5.38ms

图 19-5　术中所见

注：椎动脉及小脑前下动脉压迫面神经，AMR 及 ZLR 阳性。

　　ZLR 波监测提示小脑前下动脉为责任血管，首先用明胶海绵将椎动脉推离面神经 REZ 区，依次将明胶海绵垫入小脑前下动脉与面神经 REZ 区之间，充分减压后电生理监测提示 ZLR 完全消失，但 AMR 波仅部分消失（图 19-6）；而且全程探查面神经五区未见血管遗漏，多次调整垫棉位置也不能使 AMR 完全消失；然后应用面神经 EMG 检测技术，在面神经脑池段从脑干端向内耳门依次检测，结果提示面神经脑池段中段为变性部位（压迫部位），然后在 AMR 监测下用梳理刀对面神经脑池段中段行纵向梳理 2 次，监测显示 AMR 波形完全消失（图 19-7）。生理盐水反复冲洗术区未见出血。缝合人工硬脑膜后用人工补片修补，钛板、钛钉修补颅骨；逐层缝合切口。

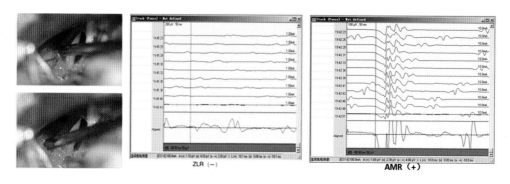

图 19-6 完成血管减压后 ZLR 消失，AMR 部分消失

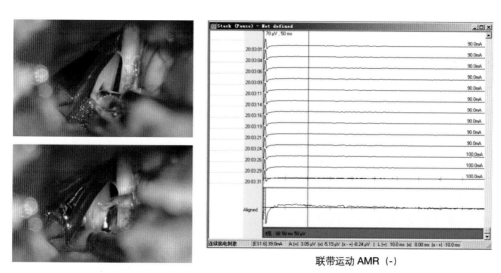

联带运动 AMR（-）

图 19-7 面神经脑池段中段梳理后 AMR 完全消失

四、术后随访与疗效分析

患者面部抽搐症状术后即刻消失，联带运动也完全消失。出院后对该患者继续随访 2 年半，面部抽搐症状及联带运动未见复发。我们在制订手术方案时既要考虑治疗面肌痉挛也要考虑联带运动的治疗，故我们采用了面神经显微血管减压术＋面神经脑池段梳理术这一联合手术方案。除此之外，虽然术中对面神经脑池段进行了梳理，患者术后并未出现面瘫症状，可能的原因是：①手术是在电生理检测指导下进行，AMR 波形消失后即可停止对面神经脑池段的梳理，显然对面神经损伤较轻；②患者面部抽搐症状已达 20 年余，面部肌肉长期处于紧张状态，术中对面神经脑

池段进行梳理引起的面神经轻度损伤可正好与术前面肌高紧张状态进行抵消；③术后给患者常规口服甲钴胺、维生素 B_1 等营养神经药物也有一定辅助作用。

（赵　华　上海交通大学医学院附属新华医院）

五、专家点评

原发性面肌痉挛合并联带运动发生占一定比例，其中噘嘴引起的睑裂减小、噘嘴引起的眉弓抬高、闭眼引起的口角牵动是最常见的三种联带运动模式，眼裂缩小是最常出现的联带运动动作，可为临床上联带运动的识别和面肌痉挛精细化治疗提供理论基础。目前针对联带运动发病机制的假说主要有以下 3 种：①面神经轴突损伤后异常再生——该假设基于面神经不同区域与面部肌群存在精确的投射关系，同时通过荧光示踪的面神经横切再修复动物实验已证明神经损伤修复过程中会形成异常连接；②异常突触传递——神经髓鞘受损会使得电兴奋传导在相邻轴索间产生"短路"，导致联带运动的发生；③面神经核兴奋性增加。但是，迄今为止面肌痉挛合并联带运动的确切机制并不清楚，对其有效的治疗方法也没有形成行业共识。围绕这一难题，新华医院神经外科团队进行了多年研究，目前认为血管压迫导致的面神经脱髓鞘改变是根本原因，脱髓鞘纤维间的异常接触并形成电信号传递通路可能是联带运动存在的结构基础。实际工作中，电生理学检测可能是正确诊断与指导治疗的可靠方法，我们发现面肌痉挛合并联带运动的患者中，大多都可记录到典型的双峰或者多峰 AMR 波，而在没有联带运动的面肌痉挛患者中多数只能记录到单峰 AMR 波，两者间存在明显的不同，对 AMR 波的全程监测与确保 MVD 手术后 AMR 波能够完全消失是手术有效的重要条件，这例患者的治疗经过也充分证明了上述判断。

MVD 手术中，AMR 消失的方式可以分为两种，多峰 AMR 波同时消失或者是多峰 AMR 波先消失一部分，等待面神经梳理后才完全消失。第一种情况说明脱髓鞘的面神经纤维通过压迫血管形成异常传导，后一种情况则说明脱髓鞘的面神经纤维间形成了直接接触基础上的异常传导。手术医生在完成全程探查与充分减压之后，依据 AMR 消失的情况来决定是否需要对面神经进行梳理。

（李世亭 上海交通大学医学院附属新华医院）

参考文献

[1] 朱云，杨雯君. 面部联带运动的研究与治疗进展 [J]. 国际口腔医学杂志，2013，40（2）：209-211.

[2]Kim P, Fukushima T.Observations on synkinesis in patients with hemifacial spasm.Effect of microvascular decompression and etiological considerations[J].J Neurosurg，1984，60（4）：p.821-827.

[3] 杨明娜，苏俊辉，靳令经. 原发性面肌痉挛联带运动的临床特征 [J]. 中国实用神经疾病杂志，2018，21（12）：1277-1283.

第二十章

中晚期面瘫的
外科修复

一、病史摘要

患者女性，58岁。因"右侧抬眉乏力、闭眼不全、口角下垂进行性加重50余年"入院。50余年前患者无明显诱因下出现右侧抬眉无力、右眼流泪增多、闭眼费力，起初症状轻微，自觉病程缓慢进展，近3年明显加重，目前右侧抬眉无力，右眼闭眼不全、流泪增多，右侧口角下垂运动无力。期间多处就医未能明确诊断，长期以面神经炎导致的周围性面瘫进行治疗，间断予以针灸治疗，可有短暂部分缓解。患者10年前明确诊断为"鼻咽癌"，并行放化疗后好转，放化疗期间出现听力下降、吞咽困难、饮水呛咳症状，后未予以进一步诊疗，自行稍好转。发病以来，患者否认肢体偏瘫、失语、大小便失禁、肢体抽搐等。为进一步治疗，拟诊"右侧周围性面神经麻痹，鼻咽癌放化疗后，右侧多组颅神经功能障碍"收治入院。

二、术前评估

1. 临床评估　神志清楚，言语清晰，定时定向正常，计算能力正常。双眼活动自如，无眼震，无凝视，双侧瞳孔等大等圆，直径2.5mm，对光反射存在，Bell征阳性。静息状态下双侧面部不对称，运动状态下双侧面部不对称。HB分级为V级。伸舌不偏。右侧听力下降，左侧正常。转颈及耸肩正常。颈软，克氏征、布氏征阴性。四肢肌张力正常，四肢肌力V级。双侧面部及肢体针刺觉对称无减退。位置觉及运动觉正常，闭目难立征（－）。双侧指鼻试验、跟膝胫试验正常。直线行走正常。

静息状态下，右侧眼裂增宽，右侧鼻唇沟消失，右侧口角下垂，患者无挛缩。

运动状态下，右侧抬额头无运动，抬额头时没有联动；轻轻闭眼轻度运动，轻轻闭眼时没有联动；张嘴微笑无运动，张嘴微笑时没有联动；耸鼻无运动，耸鼻时没有联动；唇吸吮无运动，唇吸吮时没有联动（图20-1）。

Sunnybrook评分：运动得分：24分，静息得分：20分，联动得分：0分，总分：4分。

House-Brackmann 2.0分级：V级，总分：21分。

舌肌萎缩分级：Ⅰ级（正常）。

舌前伸运动正常，舌右偏运动正常，舌左偏运动正常，舌上抬运动正常。

舌运动功能评分量表：舌前伸运动 100 分，舌右偏运动 100 分，舌左偏运动 100 分，舌上抬运动 100 分。

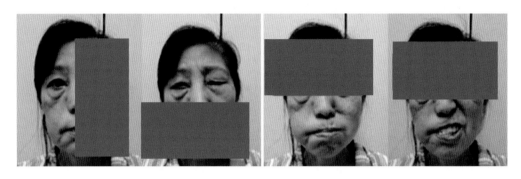

图 20-1　入院查体，右侧面瘫

2. 影像学评估　入院后行头颅磁共振检查（图 20-2）及颞骨薄层 CT 检查（图 20-3）。头颅 MRI 及 MRA 未见明显异常。颞骨薄层 CT 提示右侧外耳道炎，右鼓膜结节样增厚；左侧乳突炎，其余未见明显异常。

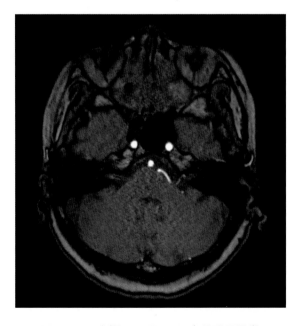

图 20-2　头颅 MRI 及 MRA 未见明显异常

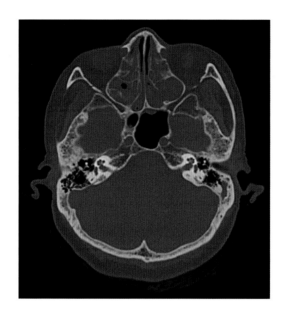

图 20-3　颞骨薄层 CT 提示右侧外耳道炎

3. 电生理评估

神经传导：右侧额肌 CMAP 波幅下降 45%、眼轮匝肌 CMAP 波幅下降 41%、颧肌 CMAP 波幅下降 20%、口轮匝肌 CMAP 波幅下降 46%、降口角肌 CMAP 波幅下降 35%。

瞬目反射：诱发双侧 R1、R2 及 R2'，潜伏期基本对称，正常范围。

异常肌反应：未诱发 AMR。

听觉脑干诱发电位：双侧 V 波分化不清。

肌电图：右侧面神经支配肌主动募集反应减弱 / 消失。

三、治疗方案与手术要点

1. 治疗方案　考虑患者面瘫已经 50 余年，面肌不同程度萎缩，虽然患者治疗愿望迫切，但是无论采用哪一种修复技术都很难确保疗效满意，因此向家属及患者详细分析有关情况后，决定采用舌下神经 – 面神经移植。

2. 舌下神经 – 面神经移植手术　患者气管插管全麻满意后，取平卧位，头向左侧偏转，完善电生理监测准备。标记出乳突尖、二腹肌沟和下颌角，从二腹肌沟上端至下颌角后下方约 1cm 画一弧形切口，长约 7cm。常规消毒铺巾，切开皮肤、皮下，清理结缔组织，在颈前区内解剖出胸锁乳突肌前缘及二腹肌后腹，向两侧牵开，暴露颈动脉三角，显露颈动脉鞘，进而游离出颈内静脉、颈外动脉。沿颈内静脉和颈外动脉之间、二腹肌后腹后下方仔细解剖并游离出舌下神经，向下暴露出舌下神经，用皮筋标记，术中电生理检测确认舌下神经功能完好；随后解剖面神经主干，将胸锁乳突肌从乳突附着处向后稍作剥离，沿二腹肌沟前端探查，即可显露面神经主干，充分游离暴露。在舌下神经最远端横行切断，并将游离舌下神经经二腹肌后腹下方移位至面神经附近。贴近茎乳孔切断面神经主干，向下翻转。对神经断端修剪后，9-0prolene 作面神经 - 舌下神经端 - 端吻合。吻合满意，吻合口无张力。对此神经吻合处进行人工神经鞘管包裹。生理盐水反复冲洗，未见明显活动性出血；逐层缝合皮下和皮肤，消毒包扎（图 20-4）。

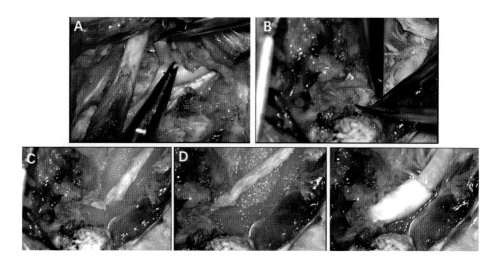

图 20-4　面神经 - 舌下神经替代移植术。

注：A.暴露舌下神经并在远端离断神经；B.暴露面神经主干并在近端离断神经；C.舌下神经与面神经断端靠近；D.舌下神经与面神经端 - 端吻合；E.人工鞘管包裹。

四、术后随访及疗效分析

患者出院后继续口服维生素 B_1、甲钴胺等营养神经药物，在 1 年多的随访中，患者面瘫症状无明显改善，近日随访患者自述患侧口角处肌肉较前出现少许自主活动，自觉患侧僵硬感部分改善。目前仍然在继续康复，但总体疗效一般（图20-5）。

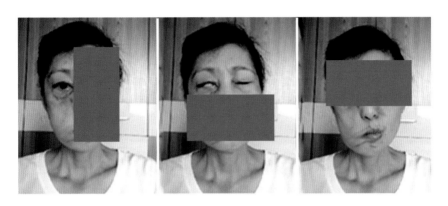

图 20-5　术后 12 个月随访

（陈　正　上海交通大学医学院附属新华医院）

五、专家点评

　　具有超常病程的中重度面瘫该如何治疗目前仍然具有挑战，很难有固定的标准化的治疗方案。本例患者中面瘫病程超过 50 年，虽然进行了标准的舌下神经替代移植手术，但最终的功能恢复水平并不理想。因此，对于病程很长的面瘫患者，选择治疗方案时必须十分慎重，而且需要向患者及家属详细讲解面瘫修复的通常规律与面临的实际困难。目前我们认为，中重度面瘫病程超过 2 年的患者，术前需要详细评估面肌萎缩的程度，并进行全面的电生理学评估，尤其是面肌插入电位检测，只有面肌插入电位非常典型并且规律出现的患者才适合接受替代移植手术，相反则建议采用颞肌转移手术等肌肉类功能修复技术。当然，2 年并不是一个固定的时间要求，我们在实际工作中也发现部分病程超过 2 年的患者，面肌插入电位非常典型，最后接受了舌下神经、颈神经联合移植手术，最终获得了满意的疗效。因此，病程是影响手术疗效的重要因素，而电生理学检查结果才是决定手术方案选择的根本依据。

（李世亭　上海交通大学医学院附属新华医院）

第二十一章

神经旁路术修复周围性面瘫

一、病史摘要

患者女性，64 岁，因"右侧腮腺肿瘤术后抬眉无力，闭眼不全、口角运动受限 2 个月余"。患者入院 2 个月前"发现右侧耳前肿物 20 余天"，至当地医院诊断为"右侧腮腺肿瘤"，并于 2021 年 12 月 04 日全麻下行右腮腺肿瘤切除术，手术顺利，但术后即刻出现右侧完全性周围性面瘫，表现为抬眉无力、闭眼不全、右侧口角运动受限，患者予以口服复合维生素 B、甲钴胺、胞磷胆碱钠片等对症治疗，面部症状无任何改善。为求进一步诊疗，门诊拟"右侧周围性面神经麻痹，右侧腮腺肿瘤术后"收治入院。发病以来，患者神志清楚，精神可，饮食可，睡眠可，大小便正常，无发热，体重无明显减轻。

二、术前评估

1. 临床评估　神志清楚，言语清晰，定时定向正常，计算能力正常。双眼活动自如，无眼震，无凝视，双侧瞳孔等大等圆，直径 2.5mm，对光反射存在，患侧 Bell 征阳性。静息状态下双侧面部不对称，运动状态下双侧面部不对称。HB 分级为 V 级。伸舌不偏。右侧听力下降，左侧正常。转颈及耸肩正常。颈软，克氏征、布氏征阴性。四肢肌张力正常，四肢肌力 V 级。双侧面部及肢体针刺觉对称无减退。位置觉及运动觉正常，闭目难立征（－）。双侧指鼻试验、跟膝胫试验正常。直线行走正常。

静息状态下，患侧眼裂增宽，患侧鼻唇沟消失，患侧口角下垂，患者无挛缩。

运动状态下，患侧抬额头无运动，抬额头时没有联动；轻轻闭眼轻度运动，轻轻闭眼时没有联动；张嘴微笑无运动，张嘴微笑时没有联动；耸鼻无运动，耸鼻时没有联动；唇吸吮无运动，唇吸吮时没有联动（图 21-1）。

Sunnybrook 评分：运动得分：24 分，静息得分：20 分，联动得分：0 分，总分：4 分。

House-Brackmann 2.0 分级：V 级，总分：21 分。

舌肌萎缩分级：Ⅰ级（正常）。

舌前伸运动正常，舌右偏运动正常，舌左偏运动正常，舌上抬运动正常。

舌运动功能评分量表：舌前伸运动 100 分，舌右偏运动 100 分，舌左偏运动 100 分，舌上抬运动 100 分。

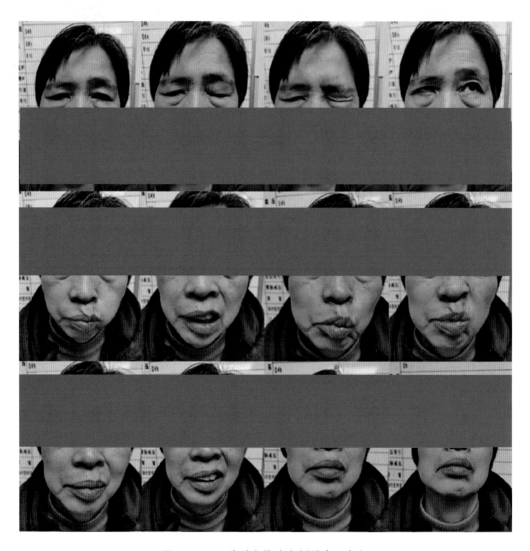

图 21-1　入院时查体（右侧重度面瘫）

2. 影像学评估　患者入院后接受了常规的头颅 CT 及 MRI 检查（图 21-2、图 21-3），显示肿瘤切除完全，未见肿瘤残留与复发，颅内未见异常。

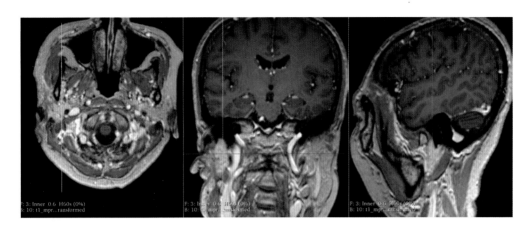

图 21-2　头颅磁共振检查

注：双侧内听道未见明显异常强化。

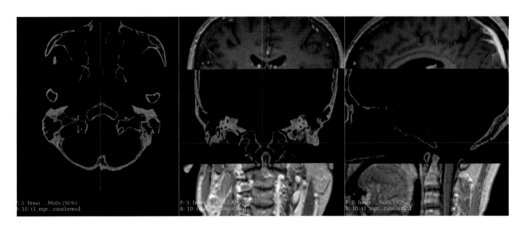

图 21-3　颞骨 CT 平扫

注：检查未见明显异常

3. 电生理检查（图 21-4）

神经传导：右侧额肌 CMAP 波幅下降了 100%、眼轮匝肌 CMAP 波幅下降了 100%、颧肌 CMAP 波幅下降了 71%、口轮匝肌 CMAP 波幅下降了 100%、降口角肌 CMAP 波幅下降了 100%。

瞬目反射：右侧 R1、R2 及左侧 R2' 未诱发。

异常肌反应：双侧未诱发 AMR。

肌电图：右侧面神经支配肌主动募集反应减弱。

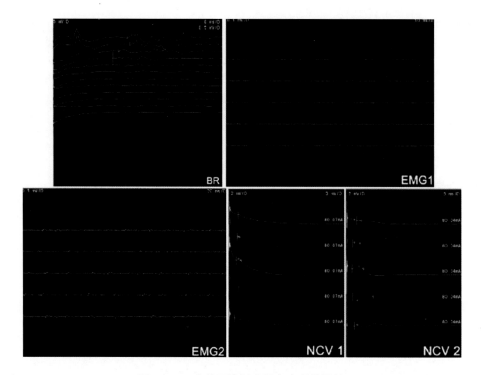

图 21-4　术前面神经功能电生理学评估

三、治疗方案与手术要点

1. 治疗方案　本例患者为术后出现的重度面瘫，而且病程只有 2 个月，非常适合进行面神经功能重建手术，但是由于不清楚第一次手术的具体情况，不了解腮腺区面神经主干、分叉部及上下干起始段是否存在，因此我们制订了多种手术方案，包括耳大神经桥接修复面神经主干与分支，舌下神经颈神经联合移植替代修复手术等。

2. 手术过程　采用第一次的手术切口，体表标记胸锁乳突肌、耳大神经的大体位置。患者气管插管全麻满意后，取平卧位，右侧肩背部垫一小枕，头颈部向左侧偏转，完善电生理监测准备。标记出乳突尖、胸锁乳突肌和下颌角，在原手术切口基础上，绕耳垂向后于乳突尖表面增加一切口以显露面神经主干，另于胸锁乳突肌中段沿颈纹做一约 5cm 的独立切口以显露耳大神经。常规消毒铺巾，首先经后方独立切口，于胸锁乳突肌表面分离耳大神经，从后端的 Erb 点至耳垂下方神经分叉部，共约 8cm，离断后保存于生理盐水内，缝合此处切口。沿耳垂后方和前方原切口切开皮肤、皮下，瘢痕增生明显。沿胸锁乳突肌纤维显露肌肉前缘，离断其乳突附着部，将其翻向后方，显露出乳突尖骨质和二腹肌后腹，以此为定位标志，打开残余的腮腺后部筋膜，钝性分离，结合电生理监测，成功显露面神经主干，磨除少许乳突尖骨质以增加其近端显露。保持该解剖层面，继续沿面神经主干向远端分离，打开其浅面的瘢痕结缔组织，充分显露腮腺内面神经上下干和颞、颧、颊、下颌缘、颈等主要分支近端。电生理检测反复确认，上干各分支功能基本丧失，下干各分支功能尚好。显微镜下见上干各分支的远端已严重瘢痕化，结构难以辨别，无法进行神经移植手术。术中详细告知患者家属，决定采取神经旁路手术方式（面神经主干—耳大神经—目标区域）。修剪耳大神经残端，去除部分残端处的神经外膜及周围结缔组织，剥离面神经主干神经外膜。将耳大神经远心端与面神经主干上部进行 9-0 Prolene 端 - 侧吻合，吻合口用人工鞘管包裹保护，近心端沿原面神经颞支所在层面和走行方向，越过颧弓，放置固定于靠近眼外眦的面部肌筋膜层深面，明胶海绵保护，保持神经无张力。充分止血后，关闭切口，加压包扎（图 21-5）。

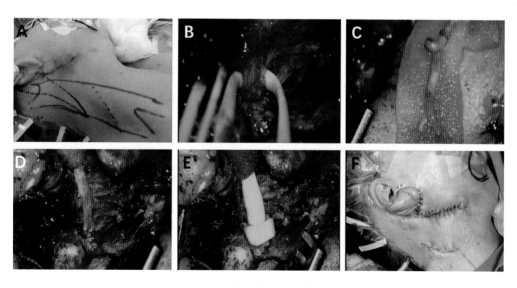

图 21-5　耳大神经旁路修复术

注：A. 患者平卧位，右侧肩背部垫高，头颈部向左侧偏转，描画手术标记线；B. 显露面神经主干；C. 游离修剪耳大神经残端，剥离残端处的神经外膜；D. 耳大神经远心端与面神经主干上部进行端 - 侧吻合；E. 人工鞘管包裹保护吻合口；F. 关闭切口后。

四、术后随访及疗效分析

患者术后出院并继续口服维生素 B$_1$、甲钴胺等营养神经药物，在随访半年时，患者面瘫症状得到明显改善（HB-Ⅲ级）患者自觉面部感觉较前好转，存在耳周麻木感，但术后 6 个月时较前有较明显好转（图 21-6），其他未见明显异常，目前仍然在继续药物治疗与康复训练，相信患者的面瘫症状会进一步改善。当损伤面神经的分支功能亦存在部分缺失时，术中经显微镜下观察形态学变异以及电生理确认功能残缺后，应避免面神经主干离断；可采用神经旁路术进行面瘫修复。在操作过程中需要仔细解剖面神经、耳大神经及其分支，并需要进行无张力吻合。

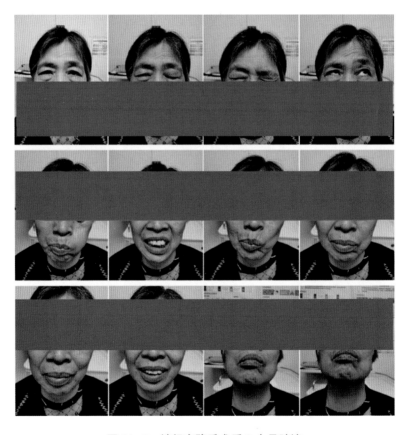

图 21-6　神经旁路手术后 6 个月随访

（陈　正　上海交通大学医学院附属新华医院）

五、专家点评

这是一例采用面神经主干－耳大神经进行神经旁路手术，并成功修复面神经功能的典型病例，患者对手术效果比较满意。需要说明的是神经旁路手术并不是常用的功能重建手术技术，其手术效果受到多重因素影响，尤其是旁路神经的最终分布位置选择与固定方式直接影响了手术的效果，手术中缺乏相应的定位技术，也无法采用电生理学技术进行辅助，完全依赖于手术医生的经验，因此这种手术方式只是最后的补充选择。

采用神经旁路手术进行面神经功能重建，首先需要明确面神经近端主干的功能是完好的，而且有足够的空间进行神经端－侧吻合，其次就是需要沿着面神经上下干及其主要分支所在的解剖层面进行充分分离，为旁路神经的最终分布区域进行定位与建立解剖通道，最后就是选择足够长度的旁路神经，一般选择耳大神经 6～8cm 长度，将其远近端反转后与面神经主干进行端－侧吻合，然后将耳大神经通过预先准备好的解剖通道送达目标区域固定，完成手术操作。术后建议连续口服神经营养类药物 12 个月，并坚持面神经功能康复训练。

（李世亭 上海交通大学医学院附属新华医院）